腹部単純 X線写真の見かた

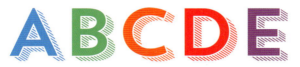

2枚並べてわかる読影の基本

ABDOMINAL X-RAYS FOR MEDICAL STUDENTS

訳 小橋由紋子
東京歯科大学市川総合病院放射線科 講師

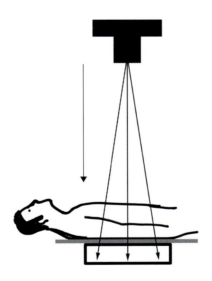

Christopher G.D. Clarke, MBChB
Radiology Registrar and Honorary Lecturer in Human Anatomy
Nottingham University Hospitals
Nottingham, UK

Anthony E.W. Dux, MB BS, FRCR
Former Consultant Radiologist and Honorary Senior Lecturer
University Hospitals of Leicester
Leicester, UK

メディカル・サイエンス・インターナショナル

指導する立場にあるすべての放射線科医，放射線技師と
その学生に本書を捧げる

Authorized translation of the original English edition,
"Abdominal X-rays for Medical Students",
First Edition
by Christopher G.D. Clarke and Anthony E.W. Dux

Copyright © 2015 by John Wiley & Sons, Ltd.

© First Japanese Edition 2019 by Medical Sciences International, Ltd., Tokyo

All Rights Reserved. Authorised translation from the English language edition published
by John Wiley & Sons Limited. Responsibility for the accuracy of the translation rests
solely with Medsi–Medical Sciences International Ltd and is not the responsibility of
John Wiley & Sons Limited. No part of this book may be reproduced in any form without
the written permission of the original copyright holder, John Wiley & Sons Limited.

Printed and Bound in Japan

訳者序文

　現在，CT撮影を行うことが可能な中規模以上の病院では，腹部単純X線写真を飛ばして直接CTのオーダーをする施設が多くなっている。確かに腹部単純X線写真で何らかの病変を疑うことができれば（もしくは非特異的所見のみで何も得られる情報がなかったら），次は腹部CTの撮影を行うのは診断に必要な流れである。腹部単純X線写真を撮影しようがしまいが結局腹部CTを撮影する流れとともに，何度も画像の撮影に医療スタッフがかかりきりになる人的および時間的な問題，そして患者の負担の問題などもある。このような背景があるために情報量の少ない腹部単純X線写真は淘汰されてきたと思われる。

　しかしながら，ここでもう一度腹部単純X線写真について考えてほしい。われわれは常にCTやMRIを撮像できる環境にいるとは限らない。また，医療費をかけずに診断できれば，人や時間も節約でき医療スタッフにも患者にも優しいと思う。ゆえに腹部単純X線写真だけで診断に結びつけられるスキルは他のモダリティがどんなに進歩しても持ち続ける必要がある。

　本書は腹部単純X線写真を学びやすいようにさまざまな工夫がなされている。一番大きな特徴は，同一症例を並べ異常所見や特異的所見を色分けして表示している点である。2枚の写真を比較することで解剖と病態の理解が格段に早くなる。さらに，観察するものをABCDEと順序立てることで「見落とし」のない読影と診断を可能にしてくれている。本文は箇条書きで平易に説明されており，非常に簡便であるため，放射線科医だけではなく，医学生や研修医，そして，放射線技師や看護師といったさまざまな職種でも学ぶことが可能である。

　本書を読み終わる頃に腹部単純X線写真に親しみがわき，読影が楽しくなることを望んでいる。

2019年7月

小橋由紋子

原著序文

　腹部単純X線写真は病院内で日常的に遭遇するものであり，しばしば若い医師は最初に単純X線写真を評価し，その所見にしたがい行動する。医学生であっても腹部単純X線写真上の基本的な徴候や疾患の診断方法を学ぶ必要がある。

　本書は数年前にAnthonyと私が上梓した，医学生が胸部単純X線写真を学ぶための書籍"Chest X-rays for Medical Students"に続くものである。その本を出版したのち，私はノッティンガム大学病院のNHS Trustの臨床放射線医学トレーニングコースを受講し，フェローシップ試験に合格した。Anthonyは退職しているものの，1週間に2，3日は画像診断およびその指導のため病院に戻ってきている。本書の執筆には約12カ月かかり，腹部単純X線写真の収集にはさらに多くの時間がかかっている。

　本書で今までにない魅力的なところは解剖と病態を説明するのに色づけして強調している点である。写真を色づけする方法は他書にはみられない特徴であり，徴候や疾患についての評価を容易にする。同一症例の写真で色づけしてあるもの（右側）とないもの（左側）を2枚並べて比較できるようにしている。比較することで，色づけしていない写真上の異常所見の同定が容易になるだろう。徴候や異常所見の指摘が困難なものもなかにはある。そこで私は所見がわかりやすくなるまで各種色づけのテクニックを用いて経験を積んでいった。その結果，さまざまな手法を用いて病態を色分けして強調させることに成功した。

　本書は百科事典的な参考書として使われることが目的ではない。色鮮やかで有益な補助教材として，医学生，若い医師，放射線技師，看護師の役に立つよう，腹部単純X線写真の基礎を簡便かつ論理的に系統だてて学ぶことができることを目的としている。われわれは紛らわしい用語で混乱が生じないように注意し，例えば母指圧痕像やRigler徴候などの一般的な徴候であっても丁寧に説明するように心がけた。

　読者が本書を読み終わるまでに，腹部単純X線写真を読影し，それを発表したり分析するスキルを持てるようになることを私は切望している。

　われわれは本書を未来の学生のための教材として絶えず改善し，洗練させたいと思っている。読者からの意見や提案は，どんなささいなことでも歓迎する。本書の改善点としてアイデアがあれば，遠慮なくわれわれに連絡して欲しい。

　読者の皆さんが楽しんで本書を活用してくれることを願っている。

Christopher G.D. Clarke

謝辞

　最初にノッティンガム大学病院の NHS*Trust，レスター大学病院の NHS Trust，またダービー病院の NHS Foundation Trust に感謝の意を表する。これらスタッフの協力なくして本書を完成させることはできなかった。また，われわれの職場の同僚やノッティンガム大学病院およびレスター大学病院で臨床放射線医学を学ぶ多くのレジデントにも感謝を述べたい。彼らは本書の元となる原稿を読み，数々の提案と貢献をしてくれた。彼らの名前をすべてここに記載することはできないが，心から感謝する。

　Tim Taylor 先生や Benjamin Troth 先生にも感謝の意を表する。お二人には優れた単純 X 線写真のサンプルを多数提供していただいた。また Gill Turner 先生には腹部単純 X 線写真の素晴らしいコレクションを提供していただき，そのなかから実際に多くの写真を本書で使わせていただいたことに特別に感謝したい。私は彼女のコレクションに適切な色づけができていることを望むばかりである。

　グループ学習，講義，教育セッションなどで素晴らしい意見をくれた多くの医学生にも感謝する。Elizabeth Bridges，Sally Wege，Stephanie Ainley，Mark Evans にお礼を述べたい。本書の原稿を書き始める初期の段階から，彼らはわれわれのために貴重な時間を割いてくれた。そして，Theodora Goodwin，Sian Dobbs，Charlotte Bee，Gemma Dracup，Jenna Harris にも感謝したい。彼らには草稿の段階で感想をもらい大変お世話になった。彼らの提案と貢献は非常に貴重なものであり，本書を形作っている。Carole Clarke と David Clarke，Gill Turner に感謝する。彼らは本書の内容を改善するにあたって数々の指摘をしてくれ，原稿を吟味するための時間を割いてくれた。William Clarke，George Booth には図や写真を複製する際に協力してもらい感謝する。

　POLO® の名称とシェーマはともに Société des Produits Nestlé S. A.から許可を得て複製している。

　Wiley-Blackwell 社の Martin Davies，Karen Moore には，彼らの辛抱強さとわれわれの仕事が再び出版物として日の目をみる機会を与えてくれたことに感謝の意を表したい。われわれを支えてくれたすべての友人とここに名前をあげることができなかったすべての関係者に深く感謝する。

　最後に，"Chest X-rays for Medical Students" を出版するにあたりいろいろな助言，激励，また貢献してくれた Stewart Petersen にお礼を述べたい。彼の厚意や尽力がなければ本書は決して完成しえなかった。

*NHS = National Health Service

目次

X 線について **1**
　X 線とは？　**1**
　X 線はどのようにつくりだされるのか？　**1**
　X 線は画像をどのようにつくりだすのか？　**2**
　単純 X 線写真はどのように保存されるのか？　**3**
　放射線障害　**3**
　Ionising Radiation（Medical Exposure）
　　Regulations　**3**
　妊娠可能年齢の女性について　**4**
腹部単純 X 線写真撮影の適応　**4**
腹部単純 X 線写真の撮影方法　**5**
　腹部単純 X 線写真正面像　**5**
　他の撮影方法　**5**
単純 X 線写真の質　**6**
　含まれるべきもの　**6**
　曝射　**7**
腹部単純 X 線写真でみる正常解剖　**8**
　左と右　**8**
　写真の 4 区域とそれらに伴う腹部領域　**8**
　腹部臓器①　**9**
　腹部臓器②　**9**
　骨格構造　**10**
　骨盤　**11**
　肺底部（腹部の上方に認められる）　**11**
　消化管①　**12**
　消化管②　**13**
腹部単純 X 線写真の読影法　**14**
　系統立てた方法で！　**14**

ABCDE アプローチの概要　**15**

A（air）：通常にはない場所にある空気
　（ガス）　**16**
腹腔気腫 pneumoperitoneum　**21**
後腹膜気腫 pneumoretroperitoneum　**27**
胆道気腫 pneumobilia　**29**

門脈ガス portal venous gas　**30**

B（bowel）：消化管　**17**
小腸の拡張 dilated small bowel　**31**
大腸の拡張 dilated large bowel　**36**
腸捻転 intestinal volvulus　**39**
　S 状結腸捻転　**39**
　盲腸捻転　**40**
胃の拡張 dilated stomach　**43**
ヘルニア hernia　**44**
腸管壁の炎症 bowel wall inflammation　**46**
便塊の貯留 faecal loading　**51**
宿便 faecal impaction　**52**

　特殊な症例：胆石イレウス　**35**
　特殊な症例：中毒性巨大結腸症　**50**

C（calcification）：石灰化　**18**
胆石症 cholelithiasis　**53**
腎結石 renal stone　**56**
膀胱結石 bladder stone　**59**
腎石灰化症 nephrocalcinosis　**60**
膵石灰化症 pancreatic calcification　**61**
副腎の石灰化 adrenal calcification　**62**
腹部大動脈瘤の石灰化 abdominal aortic
　aneurysm calcification　**63**
胎児 fetus　**65**
臨床的意義のない石灰化構造物　**66**
　肋軟骨の石灰化　**66**
　静脈石　**67**
　腸間膜リンパ節の石灰化　**68**
　子宮筋腫の石灰化　**69**
　前立腺の石灰化　**69**
　腹部大動脈の石灰化（正常の直径）　**70**
　脾動脈の石灰化　**70**

特殊な症例：石灰乳胆汁　**55**

磁器様胆嚢　**55**

D（disability）：骨や実質臓器の障害　**19**

骨盤骨折 pelvic fracture
―3 POLO® リングテスト　71

骨硬化性病変 sclerotic bone lesion と
骨透過性病変 lucent bone lesion　72

脊椎の障害 spine pathology　73

実質臓器の腫大 solid organ enlargement　75

E（everything else）：その他のすべて　**20**

医療用・手術用器具（医原性のもの）medical
and surgical objects（iatrogenic）　77

外科用クリップ・ステープラー，吻合部　**77**

尿道カテーテル　**80**

恥骨上カテーテル　**80**

経鼻胃管と経鼻空腸管　**81**

腸管ガス（フラタス）チューブ　**82**

外科用ドレーン　**83**

腎瘻カテーテル　**83**

腹膜透析用カテーテル　**84**

胃の絞扼バンド　**84**

経皮的内視鏡下胃瘻造設術（PEG），X線透視
下胃瘻造設術（RIG）　**85**

ストーマパウチ　**86**

ステント　**87**

下大静脈フィルター　**90**

子宮内避妊リング　**91**

ペッサリー　**91**

異物 foreign body　92

外科用ガーゼの遺残　**92**

異物の誤飲　**93**

直腸異物　**94**

衣類のアーチファクト　**96**

ピアス　**96**

ボディパッカー　**97**

肺底部 lung base　99

アセスメントテスト：問題　101

アセスメントテスト：解答　106

用語解説　**114**

索引　**119**

チェックリスト

下記の項目を「消化」できたら学習の記録として
チェックマークを入れよう。

本書を読み終わるまでに，できるようなってほしい
こと

● X線はどのようなもので，画像をどのようにつく
　りだすのか基本知識を得る。　□

● 読影での ABCDE アプローチと腹部単純 X 線
　写真の描写（説明）ができるようにする。　□

● 単純 X 線写真で以下を認識できるようにする。□
- 腹腔気腫（腹腔内ガス）　□
- 後腹膜気腫（後腹膜腔内ガス）　□
- 胆道気腫（胆道内ガス）　□
- 門脈ガス　□
- 小腸の拡張　□
- 大腸の拡張　□
- 腸捻転　□
- 胃の拡張　□
- ヘルニア　□
- 腸管壁の炎症　□
- 便塊の貯留　□
- 宿便　□
- 胆嚢結石（胆石症）　□
- 腎結石（尿路結石）　□
- 膀胱結石　□
- 腎石灰化症　□
- 膵石灰化症　□
- 副腎の石灰化　□
- 腹部大動脈瘤の石灰化　□
- 胎児　□
- 肋軟骨の石灰化　□
- 静脈石　□

- 腸間膜リンパ節の石灰化　□
- 子宮筋腫の石灰化　□
- 前立腺の石灰化　□
- 腹部大動脈の石灰化（正常の直径）　□
- 脾動脈の石灰化　□
- 骨盤骨折―3 POLO® リングテスト　□
- 骨硬化性病変と骨透過性病変　□
- 脊椎の障害　□
- 実質臓器の腫大　□
- 外科用クリップ・ステープラー，吻合部　□
- 尿道カテーテル　□
- 恥骨上カテーテル　□
- 経鼻胃管，経鼻空腸管　□
- 腸管ガス（フラタス）チューブ　□
- 外科用ドレーン　□
- 腎瘻カテーテル　□
- 腹膜透析用カテーテル　□
- 胃の絞扼バンド　□
- 経皮的内視鏡下胃瘻造設術（PEG），
　X 線透視下胃瘻造設術（RIG）　□
- ストーマパウチ　□
- ステント　□
- 下大静脈フィルター　□
- 子宮内避妊リング　□
- ペッサリー　□
- 外科用ガーゼの遺残　□
- 異物の誤飲　□
- 直腸異物　□
- 衣類のアーチファクト　□
- ピアス　□
- ボディパッカー　□
- 肺底部　□

X線について

X線とは？

　X線は**電離放射線**の1つである。X線は電磁波スペクトルの一部であり，イオン化（電離）を起こすのに十分なエネルギーをもっている。X線のエネルギーは紫外線（UV）よりも高く，γ線よりも低い。

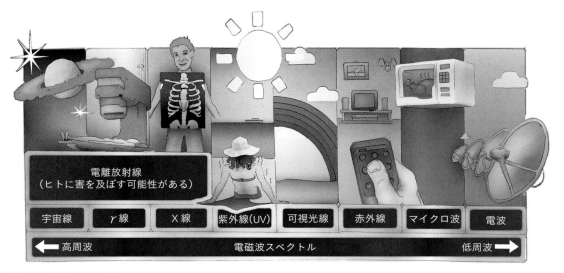

図1　電磁波スペクトル

　放射線は粒状もしくは波状に移動するエネルギーである。
　電離放射線はイオン化を起こすのに十分なエネルギーをもつ放射線であり，イオン化とは放射線が原子から外縁部の電子を動かす過程（プロセス）のことである。そのため電離放射線は生物学的に重要な分子（DNAなど）の分子レベルでの変化を引き起こすことができる。
　電離放射線は通常の単純X線検査，造影検査，CT検査，核医学検査，PET検査などで利用されている。

X線はどのようにつくりだされるのか？

　X線は電子の高エネルギービームを金属ターゲット（例：タングステン）にあてることで生みだされる。電子は金属ターゲットにあたると，なかには金属原子の内殻から他の電子を叩きだすほどの強いエネルギーをもつものもある。結果，さらに高いエネルギーが生じてこの空間を満たす。X線はその過程で放出される。X線の産生は非常に効率が悪く（約0.1％），大部分のエネルギーは熱として浪費される。このため，X線管球は高度な冷却システムが必要になる。X線は患者を通り抜け，検出器によって画像がつくりだされる。

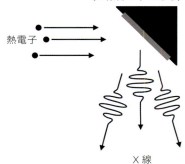

図2　X線の発生

X線は画像をどのようにつくりだすのか？

ポイントは以下のとおり。

1. 検出器のつくりだす画像は**三次元構造を二次元にしたもの**である。
2. X線は，患者を通過している間，さまざまな組織の原子番号の三乗に比例して吸収される。慣例によって，検出器にあたる放射線の量が多いほど，画像は暗くなる。そのため，"密度(dense)"が低い構造物ではX線はそのまま通りすぎ，画像はさらに暗くなる。対して，より密度が高い構造物はより多くのX線を吸収し画像は白っぽくなる。"濃度(density)"の薄い構造物は濃度の濃いものより黒くみえる。
3. **構造物は周囲組織に明らかなコントラストがあるときにだけみえる**(コントラストとはある組織とその他の組織との間のX線吸収値の違いである)。

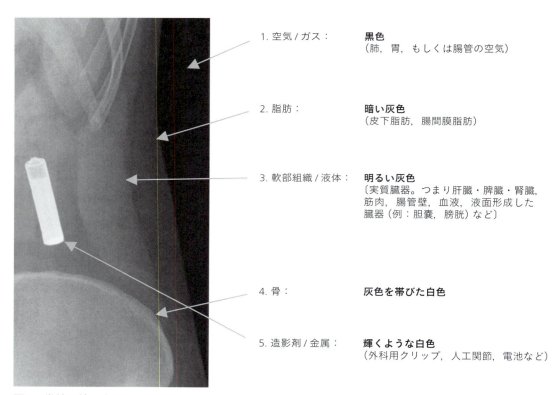

1. 空気／ガス：　**黒色**
　（肺，胃，もしくは腸管の空気）

2. 脂肪：　**暗い灰色**
　（皮下脂肪，腸間膜脂肪）

3. 軟部組織／液体：　**明るい灰色**
　（実質臓器。つまり肝臓・脾臓・腎臓，筋肉，腸管壁，血液，液面形成した臓器（例：胆嚢，膀胱）など）

4. 骨：　**灰色を帯びた白色**

5. 造影剤／金属：　**輝くような白色**
　（外科用クリップ，人工関節，電池など）

図3　単純X線写真上にみられる異なる濃度の組織のスペクトル　電池を飲み込んだ患者の左腰椎を示す。

単純X線写真はどのように保存されるのか？

いくつかの医療機関では単純X線写真はフィルムに印刷される。しかし多くの施設では画像を保存するためにコンピュータベースのデジタルX線写真記憶装置を使用している。いまやフィルムの必要性はない。

このシステムはPACS（画像保管・電送システム）として知られている。医師や他の医療者はパソコンのモニター上に画像をみることができ，画像の取り扱いを容易にしている（コントラストを変えたり，拡大・縮小をしたり）。

利点は，地方や海外のどこにいても画像を閲覧できるアクセスのよさ，コスト削減，フィルムの紛失がないこと，である。欠点としては初期費用がかかり，故障のリスクを伴い，場合によっては壊滅的なシステム障害が起こる可能性もある。

放射線障害

放射線障害は放射線被曝による細胞傷害の結果として発生する。活発な分裂細胞は放射線に対して感度が高い（例：骨髄，リンパ組織，生殖腺）。細胞傷害は複数の形で現れる。例として，細胞死，有糸分裂阻害，突然変異を引き起こす染色体や遺伝子の損傷がある。

腹部単純X線写真の放射線量は胸部単純X線写真の30倍以上あり，環境放射線の2カ月分に相当する。そのため，画質のよい診断可能な画像で，なおかつ可能な限り放射線量を少なく最適化することが重要である。英国では，患者安全と医療被曝を防ぐための電離放射線の使用は特定の法律であるIonising Radiation（Medical Exposure）Regulations（IRMER）で定められている。

Ionising Radiation（Medical Exposure）Regulations

2000年に導入され，それ以降いくつかの改正があった。患者の放射線防護のための基本的な処置について規定している。患者の防護に関係する三者について言及している。

1. **紹介者**：医師や他の医療専門職（例：救急看護師）で画像検査（放射線被曝）を依頼する者
   - 医師が放射線被曝を正当化できるような十分かつ適切な臨床情報を提供すべき。
2. **医師**：通常は放射線科医であり，画像検査（放射線被曝）をするかどうか判断する者
   - 個別に放射線被曝を正当化し，適切な画像を選択する。
   - **潜在的な利益が患者のリスクを上回る**（例：1歳児での頭部CTは一生涯で癌になるリスクが1/500上昇し，かつ白内障発症リスクも上昇する。頭部CTの利益が小児へ及ぼすリスクを上回る必要がある）。
3. **技師**：通常は放射線技師であり，技術的なことを施行する者
   - 紹介者と医師により確証されてはじめて撮影する。
   - 被曝は問題がない限り極力少なくする。
     （1）単純X線写真撮影でのX線量を最小にする。
     （2）X線ビームの中心は関心領域にする。
     （3）被曝量は極力少なくする。

妊娠可能年齢の女性について

- 腹部および骨盤の被曝量を最小にする。
- 妊娠している可能性があるかどうか問診し，妊娠の可能性があるなら被曝を避ける。最も重要な時期は妊娠初期から中期の間である。将来の発育の観点から，胎児の器官形成が始まる時期である妊娠中期が最も放射線感受性が高いといえる。可能であれば胎児の放射線感受性が低くなる時期まで，腹部や骨盤の単純 X 線写真の撮影は遅らせるべきである（妊娠 24 週過ぎまで，理想的には分娩するまで）。
- 腹部から離れた部位（胸部，頭蓋部，四肢など）の被曝は，妊娠のいかなる時期であっても胎児被曝を最小とする。

腹部単純 X 線写真撮影の適応

腹部単純 X 線写真は，臨床的な疑問に答えをだせる場合のみ撮影する。腹部単純 X 線写真撮影の適応は以下のとおり。

- **腸閉塞を疑うとき**：拡張した小腸，大腸，もしくは胃を探す。
- **消化管穿孔を疑うとき**：腹腔内遊離ガス所見を探す。**立位**での胸部単純 X 線写真も同時に撮影するとよい。横隔膜下の遊離ガス（free air）を探すためには必須である。
- **中等度から高度な原因不明の腹痛があるとき**：暫定的な診断が中毒性巨大結腸症，腸閉塞，腸穿孔といった疾患のどれかに当てはまれば有用である。
- **異物を疑うとき**：高濃度を示す異物の存在を探す。
- **尿路結石のフォローアップ**：尿路結石の存在や動きを探す。

他の多くの臨床現場では**腹部単純 X 線写真は推奨されず**，状況に応じて腹部単純 X 線よりも適切な検査が選択される。代表例は以下のとおり。

- 腹部外傷：造影剤を使用した腹部・骨盤 CT が選択される。実質臓器や腸管損傷，骨傷の所見の同定に感度・特異度ともに優れる。また活動性出血部位の同定にも用いられる。
- 右上腹部痛：胆嚢結石や胆嚢炎，胆管閉塞などを探索するのに，上腹部超音波検査が選択される。
- 腹腔内の液体貯留疑い：炎症（膿瘍や液体貯留をもたらす）の原因を精査するのに腹部・骨盤 CT が選択される。
- 急性の上部消化管出血：内視鏡検査が選択される。多くの症例で診断を可能にし，止血操作まで行うことができる。初期の内視鏡検査が否定的であれば，つぎに血管造影検査または CT 血管造影検査が出血源を同定するのに有用である。
- 腹腔内の悪性病変疑い：腹部・骨盤 CT が選択される。悪性病変の探索や，病変がみつかった場合の病期決定に役立つ。
- 便秘：画像検査を必要とせず，たいていは臨床診断にゆだねられる。腹部単純 X 線所見と便秘を関連づけるエビデンスはない。唯一の例外は高齢患者に対する腹部単純 X 線写真で，宿便の程度をみるのに役立つ。ただし便秘を診断するものではない。

腹部単純 X 線写真の撮影方法

標準的な撮影は**腹部単純 X 線写真（AXR）正面像**である。ほぼすべての AXR では仰臥位の腹側から背側に向けて照射する。一般的に，腹部単純 X 線写真は特に指示がない限り仰臥位正面で撮影されると考えてよい。

腹部単純 X 線写真正面像

患者は仰臥位になる（背中を寝台につける）。X 線管は患者の前方かつ頭上に位置する。X 線は患者の腹側から背側に向かって通過する。患者に息を止めてもらい（呼吸で画像がぶれないように），撮影する。

腹部単純 X 線写真は仰臥位で撮影される。特に術後であったり体調のよくない患者には，仰向けは楽な体位であるといえる。

腹部を画像化する平均的な検出器は 35×43 cm 大であり，平均的な健康成人の腹部よりやや小さい。そのため，腹部全体の画像を撮影するのに 2 枚以上の写真を必要とするときもある。腹部写真の 2 枚目が撮影されているかどうか，報告する前に確認することが重要である。

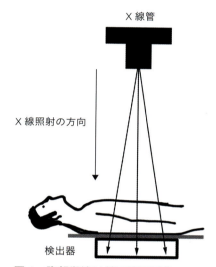

図 4　腹部単純 X 線写真正面像

他の撮影方法

- **腹部単純 X 線写真立位像**：患者は立った状態で撮影される。腹部・骨盤 CT と比較すると診断的価値がほとんどないため最近ではあまり撮影されない。腹部単純 X 線写真立位像は液面形成（ガスが上，液体が下）を示し，かつては腸閉塞を疑うときに有用であった。
- **腹部単純 X 線写真左側臥位（デクビタス）像**：患者は左側腹部を下にして横たわり撮影する。今や非常にまれな撮影方法である。小児の腸穿孔疑いで診断を試みる際，CT による被曝を避けるために使用することがある。患者はたいてい左側を下にして寝る（右側は上）。そのため腹腔内遊離ガスは肝の辺縁に輪郭を描くように認められる（**図 28 参照**）。
- **胸部単純 X 線写真立位像**：横隔膜下の遊離ガス（腹腔内ガス）を同定するのに感度が高い。また腹部単純 X 線写真より被曝量が少ない。胸部単純 X 線写真立位像は消化管穿孔を疑う症例に対して，常に仰臥位での単純 X 線写真と一緒に依頼すべきである。

単純X線写真の質

腹部単純X線写真の質はさまざまである。腹部単純X線写真で異常を疑うならば，まず最初にその写真が適切に撮影されているかどうか，技術面での画質の評価を行う。自ら確認すべきことは「写真にすべてが含まれているか？」，「曝射は適切かどうか？」である。

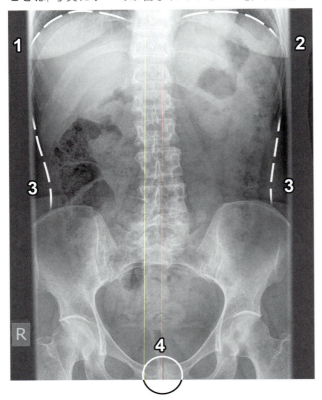

含まれるべきもの

左右の横隔膜から恥骨結合までの解剖が含まれること。
- **肝臓**(1)と**脾臓**(2)の上縁が写真の上部にある。
- **側腹壁**(3)が写真の左右両側に認められる。
- **恥骨結合**(4)が写真の底部にはっきりみえる。

> **NOTE**
> 一般的な検出器は平均的な健康成人の腹部よりやや小さい。腹部全体を描出するにはしばしば写真が2枚必要となる。肥満患者では，すべてを含んだ単純X線写真を「肖像画」とするよりも，「風景画」として全体を把握するのにとどめる。

図5 正常の腹部単純X線写真 肝臓の右上縁(1)，脾臓の左上縁(2)，側腹壁(3)を白の破線で示す。白色の丸は恥骨結合(4)である（理想を言えば，恥骨結合の下縁までみえたほうがよい）。

曝射

　曝射は検出器に届くX線量とつくられる画像を参考にする。曝射量が少ないと十分なX線が届かず白い（明るい）画像となる。曝射量が多いとX線によって暗い画像となる。

　曝射で問題となることは今やほとんどない。不十分な画像であれば，放射線技師によって処理され再撮影となるからである。また画像を表示するとき，曝射量の乏しい写真のコントラストや明るさを調整することも可能である。しかし，肥満患者での低曝射の写真はいまだに問題として残っており診断的価値を制限することもある。**曝射量が十分かどうかは脊椎が鮮明にみえているかどうかを確認するとよい**。曝射量が多いぶんにはあまり問題とはならない。

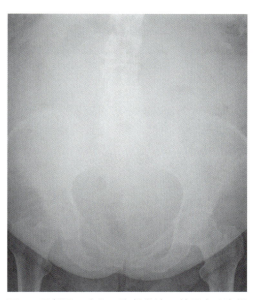

図6　曝射量の少ない腹部単純X線写真は脊椎の描出が不明瞭である。腸管ガスをみつけるのはさらに困難であり，診断的価値は制限される。

腹部単純X線写真でみる正常解剖

以下に腹部単純X線写真（正常像）における腹部の正常解剖を示す。

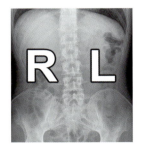

左と右（図7）

腹部単純X線写真をみるときに覚えておきたいのは，**写真に向かって左側は患者の右側である**ということ。常に患者の側にあわせて所見を表現する。

図7

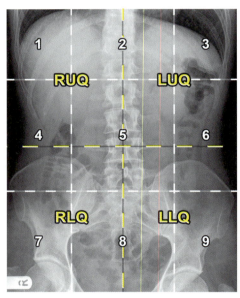

写真の4区域とそれらに伴う腹部領域（図8）

腹部の画像は4区域もしくは9領域に分けられる。

4区域（黄色の破線）は以下のとおり。
- 右上腹部 right upper quadrant（RUQ）
- 左上腹部 left upper quadrant（LUQ）
- 右下腹部 right lower quadrant（RLQ）
- 左下腹部 left lower quadrant（LLQ）

9領域（白の破線）は以下のとおり。
1. 右季肋部
2. 心窩部
3. 左季肋部
4. 右腰部
5. 臍部
6. 左腰部
7. 右腸骨部
8. 恥骨上部
9. 左腸骨部

図8

腹部臓器①（図9）

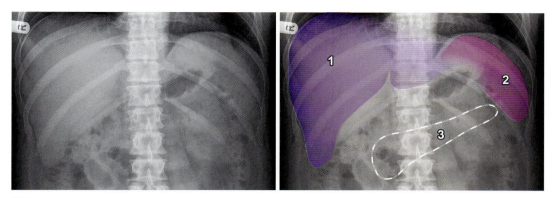

図9

1. **肝臓**（紫色）
2. **脾臓**（ピンク色）
3. **膵臓の位置**（白の破線）—通常みえない。

腹部臓器②（図10）

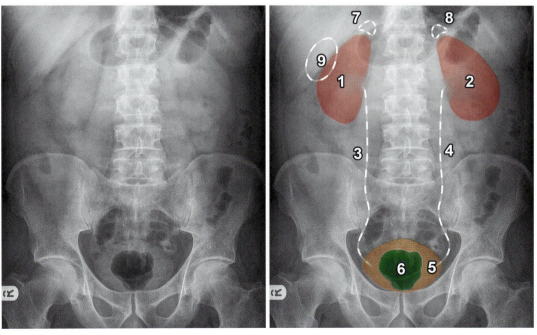

図10

1. **右腎臓**(赤色)
2. **左腎臓**(赤色)
3. **右尿管の位置**(白の破線)―通常みえない。
4. **左尿管の位置**(白の破線)―通常みえない。
5. **膀胱**(オレンジ色)
6. **直腸ガス**(緑色)
7. **右副腎の位置**(白の破線)―通常みえない。
8. **左副腎の位置**(白の破線)―通常みえない。
9. **胆嚢の位置**(白の破線)―通常みえない。

> **NOTE**
> 胆嚢の位置はさまざまである。右上腹部であれば，どこにでも存在しうる。最も一般的な場所(肝の下縁)を図10では示している。

骨格構造(図11)

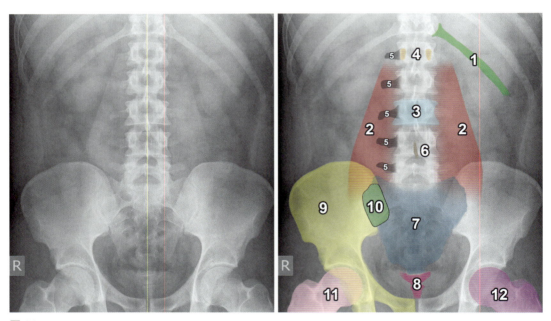

図11

1. **左第12肋骨**(明るい緑色)
2. **腸腰筋の輪郭**―左右にある(赤色)
3. **第3腰椎の椎体**(水色)
4. **第1腰椎の椎弓根**(オレンジ色)
5. **第1〜5腰椎の右横突起**(黒色)
6. **第4腰椎の棘突起**(茶色)
7. **仙骨**(青色)
8. **尾骨**(濃いピンク色)
9. **右骨盤**(黄色)
10. **右仙腸関節**(緑色)
11. **右大腿骨**(ピンク色)
12. **左大腿骨**(紫色)

骨盤（図12）

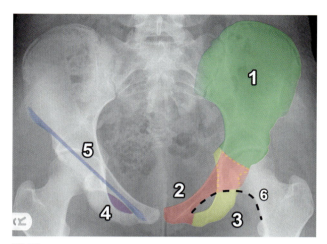

図12

1. **腸骨**（緑色）
2. **恥骨**（赤色）
3. **坐骨**（黄色）
4. **閉鎖孔**（紫色）
5. **鼠径靱帯の位置**（青色）—通常みえない。鼠径靱帯は前上腸骨棘から恥骨結節の間を走行する。
6. **Shenton線**（黒の破線）—恥骨上枝の下縁と大腿骨頸部の下縁を結ぶ想像上の線である。

肺底部（腹部の上方に認められる）（図13）

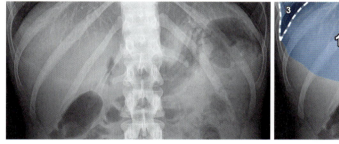 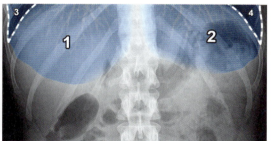

図13

1. **右肺底部**（青色）—肝臓の後ろに認められる。
2. **左肺底部**（青色）—胃と脾臓の後ろに認められる。
3. **右肋骨横隔膜角**（白の破線）
4. **左肋骨横隔膜角**（白の破線）

> **NOTE**
> 注意深く肺底部を観察すると，肺血管陰影が線状の分枝状の濃度上昇域（白色）としてしばしば認められる（図13参照）。

消化管①（図 14）

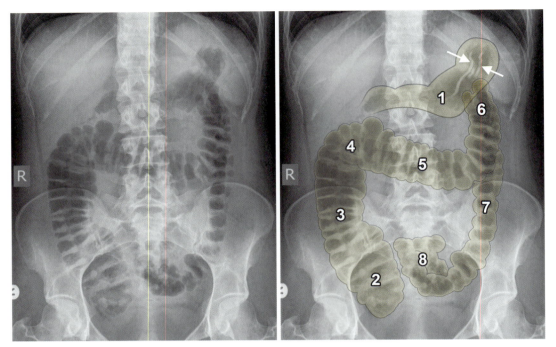

図 14

1. 胃―胃壁の皺に注目する（白矢印）
2. 盲腸
3. 上行結腸
4. 肝弯曲部
5. 横行結腸
6. 脾弯曲部
7. 下行結腸
8. S 状結腸

消化管②（図15）

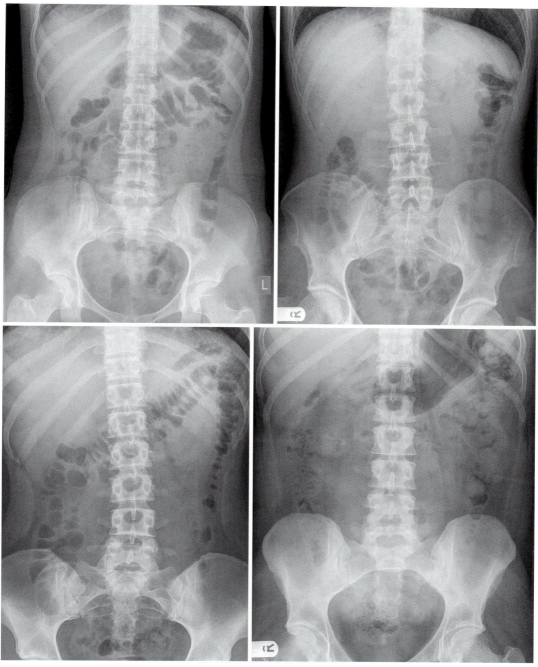

図15

図 15 は 4 枚の異なる正常腹部単純 X 線写真である。正常であっても腸管ガスは多様であることがわかる。正常では大部分の腸管内に液体や便塊（明るい灰色）があり，そのため単純 X 線写真では腸管はよくみえず，隙間に存在する腸管ガス（黒）が部分的にみえるだけである。大腸は小腸よりガスを多く含むため観察しやすい（**図 14，15 参照**）。

胃はガスを含んでいればみえる。液体が含まれていたり，空っぽの状態であればみえないこともある。小腸ガスは非常に変化に富んでおり，患者が最後に何をいつ食べたかに大きく影響する。また，患者が空気を吸い込むことで痛みが生じるときに顕著となる。

腹部単純 X 線写真の読影法

系統立てた方法で！

読影する際は，重要な所見を何一つ見落とすことのないよう領域すべてをくまなく系統立てて観察していく。

1. 写真の種類を確認する。
2. 患者の名前を確認する。
3. 写真が撮影された日付を確認する。
4. 写真の質を簡単に評価する（適切かどうか）（6〜7 ページ参照）。
5. 腹部単純 X 線写真の ABCDE に沿って読影する（**15 ページ参照**）。
6. 最後に短くまとめる。

例：「これは 2015 年 1 月 1 日に撮影されたジョン・スミスさんの腹部単純 X 線写真正面像である」

目にみえているものの説明であることを忘れないように。**あなたが同僚に電話で X 線写真の説明をしていると考えればよい**。所見があれば，それが**解剖学的に**「**どこに**」あって，「**何に**」みえるかを表現しなくてはいけない。

表現については，腹部単純 X 線写真の 16 症例を **101〜113 ページ**にアセスメントテストとして掲載しているので参考にしてほしい。

ABCDE アプローチの概要

　腹部単純 X 線写真の読影には系統立てたアプローチが重要となる。以下に述べる ABCDE アプローチは覚えやすい。試験のときなど，腹部単純 X 線写真について説明するよう言われ，一瞬パニックに陥り，腹部単純 X 線写真上で何が起こっているか手掛かりがまったくなかったとしても，この ABCDE の基本に立ちかえればよい。

A（air）：通常にはない場所にある空気（ガス）

- 腹腔内ガスと後腹膜腔内ガスを探す。
- 胆道内ガスや門脈ガスを探す。

B（bowel）：消化管

- 拡張した小腸や大腸を探す。
- 腸捻転を探す。
- 拡張した胃を探す。
- ヘルニアを探す。
- 腸管壁の肥厚を探す。

C（calcification）：石灰化

- 臨床的に明らかな石灰化構造物，例えば胆嚢結石，腎結石，尿路結石，膵臓や腹部大動脈瘤の石灰化を探す。
- （女性では）胎児を探す。
- 臨床的にはっきりしない石灰化構造物，例えば肋軟骨の石灰化，静脈石，腸間膜リンパ節の石灰化，子宮筋腫の石灰化，前立腺や血管の石灰化を探す。

D（disability）：骨や実質臓器の障害

- 骨折または骨硬化性病変，骨透過性病変を探す。
- 椎体高，脊椎アライメント，椎弓根，竹様脊柱を探す。
- 実質臓器の腫大を探す。

E（everything else）：その他のすべて

- 外科手術の既往や医療用デバイスを探す。
- 異物を探す。
- 肺底部を探す。

A（air）：通常にはない場所にある空気（ガス）

どのようにみていくか？

- **腹腔内ガス**を探す。Rigler 徴候（腸管壁の内外で顕著なガス），**ガスで強調された肝の辺縁**を，また**肝鎌状間膜**が明らかかどうか，みていく。
- **後腹膜腔内ガス**（後腹膜気腫）を探す。具体的には**腎臓**を裏打ちするようなガス像をみつける。
- 透過性が増した線状影がないか右上腹部にある肝臓をみる。**肝の中央**に向かう**胆道内ガス**（例：総胆管・肝管・胆嚢内）があれば胆道気腫を示唆する。**肝の末梢**に分布するガスであれば，可能性として**門脈ガス**が考えられる。

A で探すもの

腹腔気腫（腹腔内ガス）	21 ページ参照
後腹膜気腫（後腹膜腔内ガス）	27 ページ参照
胆道気腫（胆道内ガス）	29 ページ参照
門脈ガス	30 ページ参照

B（bowel）：消化管

どのようにみていくか？

- 拡張しているのは**小腸なのか大腸**なのか，腸管の形を観察する。
- **S 状結腸**や**盲腸捻転**といった大腸の拡張を探す。拡張した腸管が上腹部にあるならば，**胃の拡張**の可能性も考慮する。
- 左右の腸骨領域を観察する。ガスが鼠径靱帯を越えて存在する場合は**鼠径ヘルニア**や**大腿ヘルニア**を示唆する。
- **腸管壁の肥厚**を探す。これは腸管の炎症を示唆するからである。特に**母指圧痕像**や特徴的な**鉛管状腸管**を探す。

B で探すもの

小腸の拡張	31 ページ参照
大腸の拡張	36 ページ参照
腸捻転	39 ページ参照
胃の拡張	43 ページ参照
ヘルニア	44 ページ参照
腸管壁の炎症	46 ページ参照
便塊の貯留	51 ページ参照
宿便	52 ページ参照

C（calcification）：石灰化

どのようにみていくか？

1. 右上腹部をみて，**胆嚢結石**（青色）がないか探す。
2. 腎臓，尿管の走行を観察して，**腎結石**（緑色），特に腎臓領域に出現する**サンゴ状結石**や**腎石灰化症**（明るい緑色）がないか確認する。
3. 恥骨上部に**膀胱結石**（黄色）がないか観察する。
4. 上腹部中央に**膵の石灰化**（水色）がないか観察する。
5. 両側腎の上極に**副腎の石灰化**（ピンク色）がないか観察する。
6. 臍周囲を観察し，**腹部大動脈瘤の石灰化**（オレンジ色）がないか確認する。
- 女性患者では**胎児**（胎児の骨格が母体の腹部に存在する）の有無を確認する。

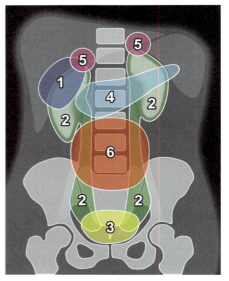

図16　異常な石灰化をみつけるための重要な区域

Cで探すもの

胆嚢結石（胆石症）	53ページ参照
腎結石（尿路結石）	56ページ参照
膀胱結石	59ページ参照
腎石灰化症	60ページ参照
膵石灰化症	61ページ参照
副腎の石灰化	62ページ参照
腹部大動脈瘤の石灰化	63ページ参照
胎児	65ページ参照

以下のような臨床的意義のない石灰化構造物もある。

肋軟骨の石灰化	66ページ参照
静脈石	67ページ参照
腸間膜リンパ節の石灰化	68ページ参照
子宮筋腫の石灰化	69ページ参照
前立腺の石灰化	69ページ参照
腹部大動脈の石灰化（正常の直径）	70ページ参照
脾動脈の石灰化	70ページ参照

D（disability）：骨や実質臓器の障害

どのようにみていくか？

- 骨盤骨を観察し**骨折**がないか確認する。骨折があれば，**3 POLO®リングテスト**を用いて2つ目の骨折の有無を確認する（もしくは恥骨結合や仙腸関節の離開がないか確認する）。
- 骨病変が**骨硬化像**なのか（濃度が高い），**骨透過像**なのか（濃度が低い）を確認する。
- 脊椎を観察して，**椎体高**の減弱がないか，**椎弓根**の描出が不明瞭ではないか，**アライメント**の乱れがないか（例：側弯症），**竹様脊柱**（強直性脊椎炎）がないか確認する。
- 写真全体を観察し，**実質臓器の腫大**がないか確認する。

D で探すもの

骨盤骨折	71 ページ参照
骨硬化性病変と骨透過性病変	72 ページ参照
脊椎の障害	73 ページ参照
実質臓器の腫大	75 ページ参照

E（everything else）：その他のすべて

どのようにみていくか？

- 単純 X 線写真をくまなく観察して，外科手術の既往がわかるもの（**外科用のステープラー・クリップ**，**ヘルニア用のクリップ**，**消化管の吻合部**など）がないか探す。
- **カテーテル**，**ドレーン**，ステント，その他の**チューブ**（例：胃の絞扼バンドや胃切除後の栄養チューブ）がないか確認する。
- 骨盤を観察し**子宮内避妊リング**や**ペッサリー**がないか確認する。
- **異物**がないか，注意深く観察する。
- **肺底部**を観察し，肺転移や他の肺病変の有無を確認する。

E で探すもの

医療用器具や手術用器具

外科用クリップ・ステープラー，吻合部	77 ページ参照
尿道カテーテル	80 ページ参照
恥骨上カテーテル	80 ページ参照
経鼻胃管と経鼻空腸管	81 ページ参照
腸管ガス（フラタス）チューブ	82 ページ参照
外科用ドレーン	83 ページ参照
腎瘻カテーテル	83 ページ参照
腹膜透析用カテーテル	84 ページ参照
胃の絞扼バンド	84 ページ参照
経皮的内視鏡下胃瘻造設術，X 線透視下胃瘻造設術	85 ページ参照
ストーマパウチ	86 ページ参照
ステント	87 ページ参照
下大静脈フィルター	90 ページ参照
子宮内避妊リング	91 ページ参照
ペッサリー	91 ページ参照

異物

外科用ガーゼの遺残	92 ページ参照
異物の誤飲	93 ページ参照
直腸異物	94 ページ参照
衣類のアーチファクト	96 ページ参照
ピアス	96 ページ参照
ボディパッカー	97 ページ参照
肺底部	99 ページ参照

腹腔気腫 pneumoperitoneum

腹腔内ガス gas in the peritoneal cavity はまさに**腹腔内に存在する遊離ガス**を意味する。これは通常，**消化管の穿孔**を示唆する。遊離ガスは腹部での外科手術後，刺傷などの外傷後，最大3週までは観察可能である。

おもな腹腔内ガスの原因：
1. 消化性潰瘍による穿孔
2. 虫垂憩室や消化管憩室の穿孔
3. 術後
4. 外傷

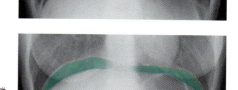

図17　肺底部が観察できる立位単純X線写真　腹腔気腫（遊離ガス像）を認める（ターコイズブルー）。

> **NOTE**
> 腹部単純X線写真と立位胸部単純X線写真は腹腔内遊離ガスを探索する際に同時に依頼する。立位胸部単純X線写真は腹腔内遊離ガスが2〜3 mLの少量であったとしても，その検出感度が非常に高いためである。立位胸部単純X線写真では，遊離ガスは横隔膜の弯曲に沿った直下の黒い縁取りとしてみえる。

腹腔内遊離ガスが示唆するものは以下のとおり。

- **Rigler 徴候**：**double-wall sign** としても知られる。腸管壁の内外にガスが存在する。つまり，腸管ガスと腹腔内の遊離ガスが腸管をはさんで存在するので腸管壁がはっきりみえる。
- 小腸壁は通常，腸管内のガスと腸管外に存在する腸間膜脂肪で輪郭が形成され，ぼんやりみえる程度である。腹腔内に遊離ガスがあると，腸管壁外にもガスがあるため，腸管壁は容易に観察できる。

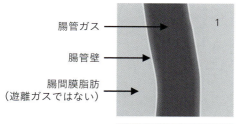
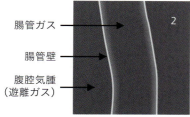

図18　1：**正常の腸管壁**　腸管内にガスを伴う。腸管壁を同定することは可能であるが，腸管壁と腸管外にある腸間膜脂肪とのコントラストは低い。2：**Rigler 徴候（double-wall sign）**　ガスは腸管内と腹腔内の両方に認める。ガスがどちらか一方にしかない場合と比べて腸管壁をはっきり認めることができる。

NOTE
Rigler 徴候は Rigler の三徴とはまったく異なる。この 2 つを混同しないように！ Rigler の三徴は胆石イレウスでみられる 3 つの所見である（35 ページ参照）。

NOTE
2 つの腸管ループが隣り合わせに存在していると，Rigler 徴候に類似してみえることがある。これらのループに注意すること。それらは通常ハウストラや Kerckring 皺襞として指摘することができる（32 ページ参照）。

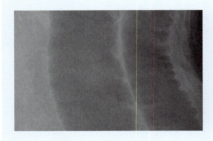
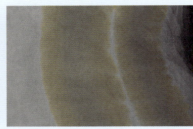

図 19　2 つの腸管ループが相互に沿って存在している単純 X 線写真　これは Rigler 徴候ではない。というのも，2 つの腸管にはハウストラが指摘できるためである。腸管ループを茶色で示している。

- **肝周囲を裏打ちするガス**：腹腔内遊離ガスがあると，ガスに沿って肝臓の縁は容易に観察できる。正常では，肝臓（明るい灰色）は腸間膜脂肪（暗い灰色）によって裏打ちされている。しかし，腹腔内遊離ガスがあると肝臓はガス（黒色）で裏打ちされ，脂肪よりコントラストがつき肝臓の縁がはっきりみえるようになる。

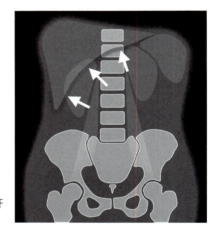

図 20　肝臓を裏打ちするガス像　遊離ガスが腹腔内にあると，肝臓の縁（白矢印）はより明瞭に観察できる。

通常にはない場所にある空気（ガス） 23

- **肝鎌状間膜のサイン**：肝鎌状間膜は肝臓に付着しており，前腹壁に位置する。臍静脈の遺残物でもある。通常ではみえないこの間膜がみえる場合は，臥位の患者において腹腔内遊離ガスが存在し，輪郭を形成している。

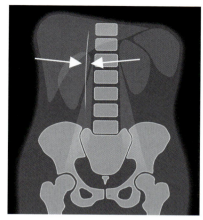

図21　肝鎌状間膜のサイン　遊離ガスが腹腔内に存在するとき，患者が仰臥位になると右上腹部にある肝鎌状間膜が肝臓から下方へのびる白い直線としてみえる。この線は白矢印で示される位置に現れる。

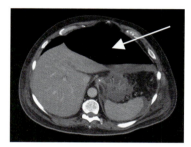

図22　腹腔内ガスを伴う腹部CT像
遊離ガス（白矢印）が認められる。

> **NOTE**
> 腹部単純X線写真と立位胸部単純X線写真が撮影され，それでも腹腔内遊離ガスが不明瞭ならば，腹部CT検査が必要になる。CTは患者に大量の被曝を与えるが，遊離ガス（白矢印）をはっきり示し，根本的な原因を診断することが可能である。現在では，腹腔内遊離ガスを疑う体調不良の患者の多くでCTが第一に選択されている。

EXAMPLE 1

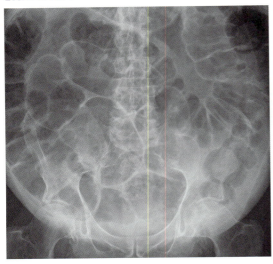 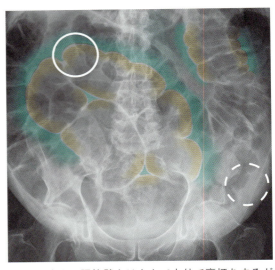

図23 腹腔内ガスを示した腹部単純X線写真 Rigler徴候を示唆する腸管壁をはさんで内外で裏打ちするガス像を認める。右側の腹部単純X線写真ではターコイズブルーと茶色の領域がRigler徴候を最も明瞭にみせている。腸管の内腔は茶色，腸管を裏打ちする遊離ガスはターコイズブルーで示す。最も典型的なRigler徴候を白い実線で示す。比較のため，正常の腸管壁は白い破線で示す（拡張した結腸ループもみえている）。

EXAMPLE 2

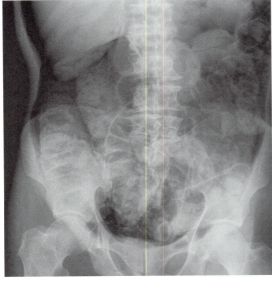 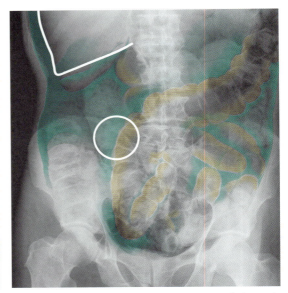

図24 大量の腹腔内ガスが存在する腹部単純X線写真 腸管壁の両側にガスを伴った腸管ループが認められ，Rigler徴候を呈す。遊離ガスが最も明瞭な領域をターコイズブルーで示す。Rigler徴候がよくわかる腸管内腔を茶色で示す。最も典型的なRigler徴候を白の円で囲んでいる。ガスがあることで肝下縁の輪郭（白線）がはっきりする。

EXAMPLE 3

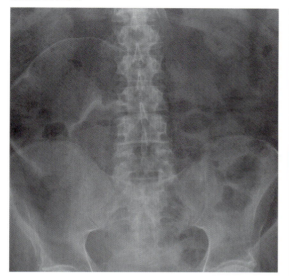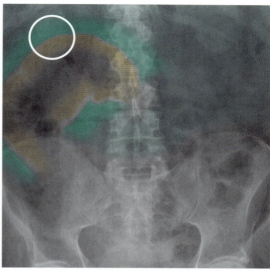

図25 腹腔内ガスを伴う腹部単純X線写真 Rigler徴候を呈するガス像を腸管壁内外に認める。腸管ループはガスによって裏打ちされ，なおかつ拡張している。Rigler徴候として最もよくみえている領域をターコイズブルーと茶色で示す。腸管内腔は茶色で示されており，腸管壁の外側を裏打ちしている遊離ガスはターコイズブルーで示す。最も典型的なRigler徴候を白の円で囲んでいる。

EXAMPLE 4

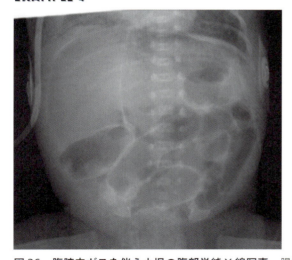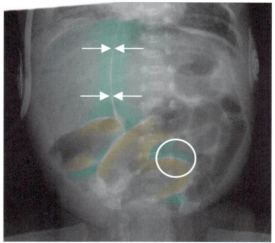

図26 腹腔内ガスを伴う小児の腹部単純X線写真 腸管壁内外に存在するガスによって腸管ループが裏打ちされ，Rigler徴候を示す。ガスは肝鎌状間膜に沿っても存在し，肝鎌状間膜のサインを呈している。Rigler徴候が最もよく観察できるところをターコイズブルーと茶色で示す。腸管内腔は茶色，腸管壁の外側を裏打ちしている遊離ガスはターコイズブルーで示す。肝鎌状間膜の位置は白矢印で示す。Rigler徴候の最もよくみえる部位を白の円で囲んでいる（拡張した腸管ループも認められる）。

EXAMPLE 5

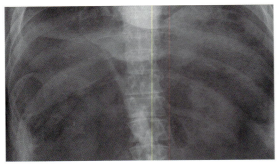 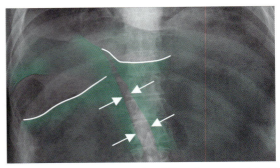

図27　腹腔内ガスを示した上腹部単純X線写真　肝鎌状間膜を裏打ちするガス像（肝鎌状間膜のサイン）と肝臓を裏打ちするガス像を認める。遊離ガス（ターコイズブルー）がはっきり観察できる。肝鎌状間膜の位置は白矢印で，肝臓の縁は白線で示す。

EXAMPLE 6

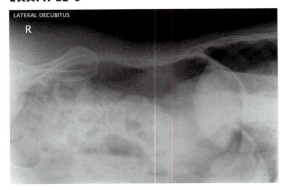 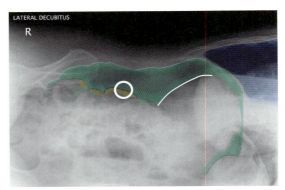

図28　大量の腹腔内ガスを同定するために撮影された左デクビタス像　患者は左側を下にして寝ている。骨盤が左側，右上の暗い領域は患者の右肺底部を示す。腸管壁を両側から裏打ちするガス像を伴った腸管のループを認め，Rigler 徴候を呈している。また肝臓は遊離ガスによって裏打ちされている。最も明瞭に遊離ガスがみえるところをターコイズブルーで示す。Rigler 徴候がはっきりわかる腸管内腔を茶色で示す。Rigler 徴候として最もみえているところを白の円で囲んでいる。遊離ガスで裏打ちされている肝臓は白線で示し，右肺は青色で示している。

後腹膜気腫 pneumoretroperitoneum

後腹膜気腫は文字どおり，**後腹膜腔内ガス** gas in the retroperitoneal space を示す。滅多にみえることはないが，みえるときは異常な所見といえる。後腹膜腔は腹腔内の後ろに存在する間隙である。後腹膜腔には腎臓，尿管，副腎，大動脈，下大静脈（IVC），膵臓や十二指腸の大部分，上行結腸，下行結腸がある。

後腹膜腔内ガスのおもな原因：
1. **消化管穿孔**
    - 十二指腸後壁の穿孔〔例：消化性潰瘍の穿孔，内視鏡的逆行性胆管膵管造影（ERCP）後，乳頭括約筋切開後〕
    - 上行結腸，下行結腸の穿孔（例：癌，憩室炎，虚血性大腸炎）
    - 直腸穿孔（例：術後，内視鏡検査後，異物挿入後）
2. **術後**（例：泌尿器系・副腎・脊椎などの術後の残気）

腹部単純Ｘ線写真では，遊離ガスがあると腎臓や腸腰筋や後腹膜に存在する腸管（十二指腸，上行結腸，下行結腸，直腸）を裏打ちし，辺縁がはっきりする。一見すると後腹膜腔内ガスは腹腔内ガスに類似しており，両方ともガスの増加（黒色）が認められる。

後腹膜気腫をみつける鍵は腎周囲全体，もしくは**腎臓の一部を強調するガス像**（黒色）を指摘できるかどうかである。

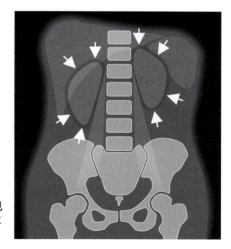

図29　後腹膜腔内ガスによって腎臓が裏打ちされている所見
ガスが後腹膜に認められるとき，腎臓の辺縁（白矢印）は容易に観察できる。

NOTE
腹腔内ガスと後腹膜腔内ガスが同時に存在することもある。後腹膜気腫を発見する鍵は腎周囲に沿ってガスがないか確認することである。腹腔内ガスのみでは，腎臓を確認することはない。

EXAMPLE 1

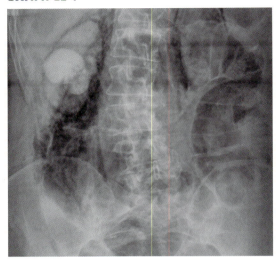 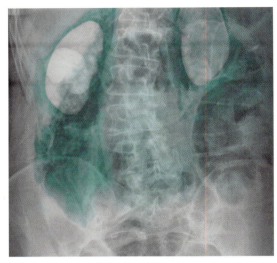

図30 後腹膜腔内ガスを認める腹部単純X線写真 黒い斑状のガス像が両側腎の脊椎に沿って認められる。後腹膜腔内ガスをターコイズブルーで示す。腎臓の辺縁がはっきりわかる。

EXAMPLE 2

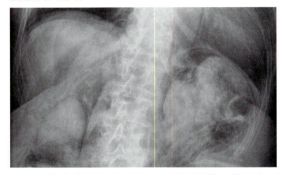 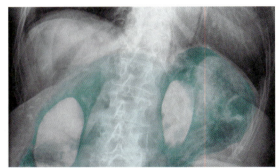

図31 後腹膜腔内ガスを認める腹部単純X線写真 黒い斑状のガス像が両側腎と脊椎に沿って認められる。右側の写真では，後腹膜腔内ガスをターコイズブルーで示す。ガスによって両側腎の辺縁がはっきり観察できる。

胆道気腫 pneumobilia

胆道内ガス gas in the biliary tree は，肝内胆管に存在するガスであり，**肝の中央に分枝状の線状陰影**として認められる。たいていは大きくて肝門部に向かうにつれて目立ってくる。ときに総胆管にもガスが認められることがある。

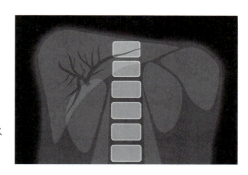

図32　腹部単純 X 線写真上に示した肝内胆管ガス像　ガスは分枝状（樹状）の線状陰影として肝の中央に認められる。特に肝門部に向かって目立つ。

 NOTE
胆道内ガスは門脈ガスと類似している。どちらも分枝状のガスパターンを示し，肝に存在する。胆道内ガスは肝の中心（肝門部）にみられ，肝の末梢には認めない。門脈ガスは肝の末梢に認められる。門脈血は肝の中心から末梢に向かって流れるからである。

胆道内ガスの原因はたくさんあるが，すべてが病的なわけではない。おもな原因は以下のとおり。

1. 最近実施された **ERCP 後，Oddi 括約筋切除後**
2. **外瘻用の胆道ドレナージチューブ挿入や胆管ステント挿入**
3. **胆道と腸管**の異常な交通
   - 外科的な吻合（例：Whipple 術後）
   - 特発性（例：胆石イレウス）
4. **感染症（まれ）**
   - 気腫性胆嚢炎（ガスを生成する急性胆嚢炎）

EXAMPLE

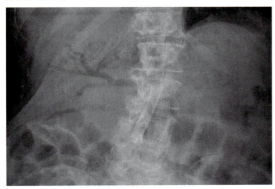
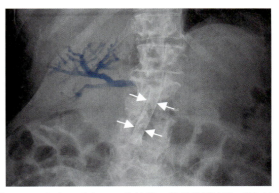

図33　肝内胆管内のガス像を示す上腹部単純 X 線写真　肝の中央に重なって分枝状の線状陰影（ガス像）が認められる。肝門部に向かってより大きくはっきりしている。胆管ステントも腹部正中線上に認められる（矢印）。これは総胆管内に存在しており，ガスが十二指腸から肝内胆管に容易に移動できることの説明になる。胆道内ガスはステントが機能していることを表す。肝内胆管内のガスを暗い青色で示している。

門脈ガス portal venous gas

腹部単純 X 線写真で門脈ガスは**分枝状の線状陰影として肝の末梢**に認められる。成人では重症な腹部疾患を意味し，高い死亡率をもたらす。乳児でははるかに頻度が低い。

門脈ガスのおもな原因：

1. **腸管の虚血**（最も多い）
2. **壊死性腸炎**（乳児で最も多い）
3. **腹腔内感染症による高度な敗血症**（憩室炎，骨盤内膿瘍，虫垂炎）

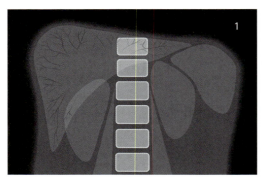 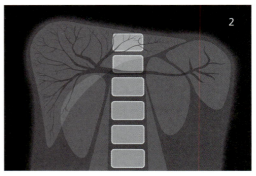

図 34　門脈ガスを示した腹部単純 X 線写真　ガスは肝の末梢に分枝状の線状影として認められる（1）。これは門脈血が肝の辺縁に向かって流れるためである。門脈内に大量のガス像がみえるときは，肝の辺縁から中心に向かって広がって認められ，脾静脈内にも広がる（2）。

 NOTE

胆道内ガスは門脈ガスと類似しており，どちらも肝臓に分枝状のガスパターンを形成する。それらを鑑別するにはガスの分布をみるとよい。胆道内ガスは肝門部優位に存在し末梢にはない。門脈ガスは肝の末梢に存在する。門脈血は肝門部から末梢に向かって流れるからである。

EXAMPLE

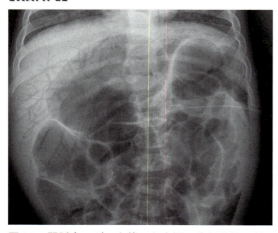 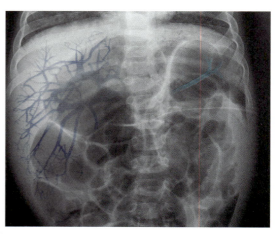

図 35　門脈内にガスを伴った小児の腹部単純 X 線写真　分枝状の線状陰影（ガス像）が肝の辺縁に認められる。この症例ではガス像はかなり広範に広がっており，脾静脈にまで及んでいる。門脈ガスを暗い青色，脾静脈のガスは明るい青色で示す（拡張した結腸ループも認められる）。

小腸の拡張 dilated small bowel

小腸の拡張は**機械的な閉塞**や**イレウス**の徴候である．個々の小腸は虚脱している，または液体を含んでいるため正常ではみえない．

小腸が拡張するにはおもに 2 つの過程がある．

1. **機械的閉塞**：消化物の輸送を妨げる物理的な閉塞．閉塞部より近位の腸管は拡張する．そのため，より遠位の閉塞では多数の腸管ループを観察することができる．原因には先天的なものと後天的なものがある．

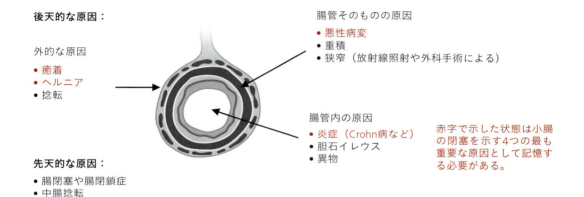

後天的な原因：

外的な原因
- 癒着
- ヘルニア
- 捻転

腸管そのものの原因
- 悪性病変
- 重積
- 狭窄（放射線照射や外科手術による）

腸管内の原因
- 炎症（Crohn病など）
- 胆石イレウス
- 異物

赤字で示した状態は小腸の閉塞を示す4つの最も重要な原因として記憶する必要がある．

先天的な原因：
- 腸閉塞や腸閉鎖症
- 中腸捻転

図 36　機械的な小腸閉塞の原因

2. **イレウス**：消化管の運動能が破壊されたもの（すなわち蠕動不良）．原因は以下のとおり．
    - 術後
    - 関節内の感染や炎症
    - 抗コリン薬

　機械的な閉塞とイレウスはまったく同じであるかのようにみえる．そして大部分の症例で根底にある原因を腹部単純 X 線写真で確定することはできない．これらの状態を示唆する画像所見は以下のとおり．

- **3 cm 以上の拡張**：小腸の直径が 3 cm 以上であれば拡張している．成人の椎体高は約 4 cm である．腸管の直径を素早く比較したいときは椎体高を用いるとよい！
- **中央に位置**：拡張したループは腹部単純 X 線写真上で中央に位置する傾向がある．大腸は辺縁に位置する傾向があることに注意する！
- **輪状襞（Kerckring 皺襞）**：小腸粘膜の皺襞である．襞は非常に薄く近接しており，古典的には腸管の全域を横切る連続した薄い線としてみえる．

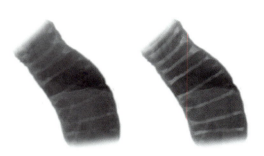

図37　2つの小腸の拡張ループ　古典的な画像所見である小腸の襞（Kerckring 皺襞）を示す。これは腸管の全域を横切るように認められることがある。右では小腸の襞を白く強調している。

ときに腸管の拡張ループはガスよりも液体を含んでいることがあり，結果として正常の腹部単純 X 線写真のようにみえることがある。

EXAMPLE 1

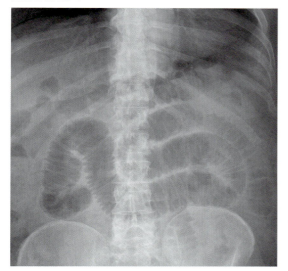
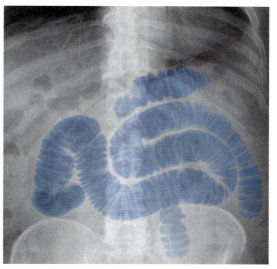

図38　小腸の拡張を認める腹部単純X線写真　腸管は内部にガス（黒色）を含んでいる。小腸は腹部の中央に位置しており，小腸の襞がそのガス像を横断しているのがわかる。腸管ループの直径は3 cm以上あれば拡張といえる。拡張した小腸を青色で示す。

EXAMPLE 2

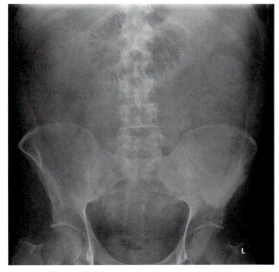
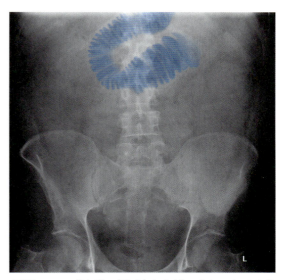

図39　小腸の拡張ループを認める腹部単純X線写真　腸管のループはガス（黒色）を内部に含むことでみえる。小腸の襞（Kerckring 皺襞）を腸管の全域にわたり認める。腸管ループが3 cm以上あると拡張といえる。この症例では拡張した腸管が1本認められる。**センチネルループ徴候**として知られる所見である。センチネルループ徴候は近傍の炎症や腸管内のガス貯留による限局性麻痺性イレウスとして解釈されることがある。拡張した小腸を青色で示す。

EXAMPLE 3

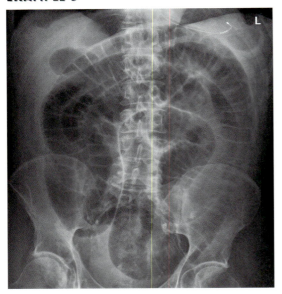 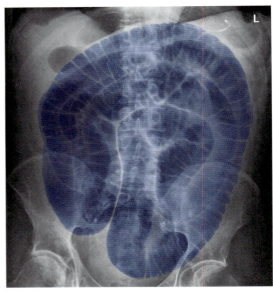

図 40 小腸の拡張を認める腹部単純 X 線写真 小腸はガス（黒色）を伴い観察できる。小腸は中央に位置しており小腸の襞は全周性に認められる。小腸ループの直径は 3 cm 以上あり拡張している。拡張した小腸を青色で示している（左上腹部に心臓内デバイスのワイヤーも認められる）。

EXAMPLE 4

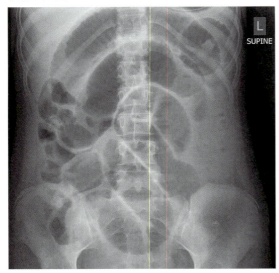 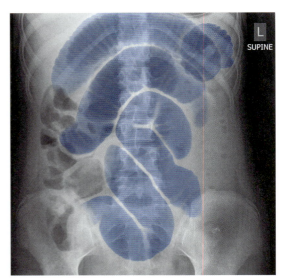

図 41 小腸の拡張を認める腹部単純 X 線写真 小腸はガス（黒色）を伴い観察できる。小腸は中央に位置しており，上方のループで小腸の襞が全周性に認められる。小腸ループの直径は 3 cm 以上あり拡張している。上行結腸内のガスも認められるが，これは正常範囲内である。拡張した小腸を青色で示している。

特殊な症例：胆石イレウス

　胆石イレウス gallstone ileus は機械的な小腸閉塞の原因として比較的まれな病態である。最近の胆嚢炎の既往があり，胆嚢と腸管（通常は十二指腸）の癒着が起こり，最終的に瘻孔を形成する。大きな胆石は，瘻孔から腸管に入り閉塞の原因となる。典型的には Bauhin 弁で引っかかり閉塞させる。

　胆石イレウスは古典的な"Rigler の三徴"を呈する。

1. 胆道内ガス
2. 小腸閉塞
3. 胆石（たいていは右腸骨窩に存在。ただし，みえるのは約 30％の症例にすぎない）

NOTE
石灰化していないと胆石そのものがみえないこともしばしばある。そのため単純 X 線写真で指摘できないこともある。

EXAMPLE

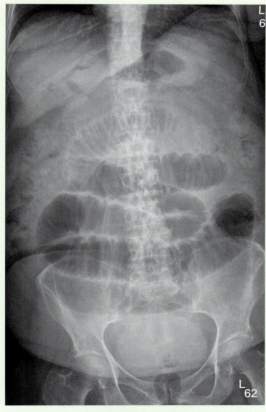
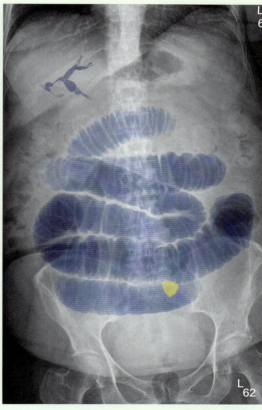

図42　胆石イレウス患者の腹部単純 X 線写真　分枝状の線状陰影（ガス像）が肝の中央に認められ，特に肝門部で顕著である。胆道気腫を呈する。腸管は中央に位置しており，直径は 3 cm 以上である。小腸の襞は全周性に認められ，小腸の拡張を示唆する。石灰化濃度が左仙骨に重なって認められる。大きな胆嚢結石を呈する。胆道気腫を暗い青色，小腸の拡張を青色，胆嚢結石を黄色で示している。

大腸の拡張 dilated large bowel

　大腸の拡張はほとんどの場合，**大腸が閉塞**するため発生する。閉塞起点より口側では拡張し，閉塞起点より肛門側ではたいてい虚脱している。
　大腸閉塞の原因は以下のとおり。

1. **悪性病変**（結腸・直腸癌が成人における大腸閉塞の最も高頻度な原因である）
2. **憩室の狭窄**
3. **宿便**（寝たきりの高齢者で最も多い原因）
4. **腸捻転**（39 ページ参照）

 画像のサイン

- **5.5 cm 以上の拡張**：大腸は直径 5.5 cm 以上で拡張しているといえる。盲腸は例外であり，直径 9 cm 以上で拡張と判断される。
- **円周状に分布**：拡張した腸管ループは腹部単純 X 線写真上で小腸の辺縁に沿って位置することが多い。例外は横行結腸であり，拡張するとループが骨盤腔側に下がり，写真では中央を横切るようにみえる。
- **ハウストラ**：大腸壁にある小さい嚢状物のことである。結腸紐（結腸の長軸に沿って走る平滑筋の紐状の帯）は大腸よりも短く，そのため大腸は結腸紐との間でふくらみ，ハウストラを形成する。典型的に大腸の全域にはこの襞はみられない（中央で途切れるため，Kerckring 皺襞とは異なる）。

> **NOTE**
> 腸管が過度に拡張している場合，ハウストラがみえないこともある。

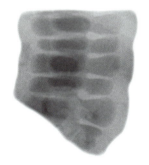
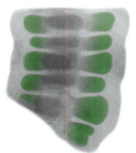

図 43　古典的なハウストラが同定できる拡張した結腸ループ　ハウストラを緑色で示している。

表　小腸と大腸の単純 X 線写真所見の比較

	拡張した小腸	拡張した大腸
大きさ	3 cm 以上（約 4 cm は超えない）	5.5 cm 以上（盲腸では 9 cm 以上）
位置	中央	辺縁/末梢側
粘膜面，壁	Kerckring 皺襞 （薄く，間隔は狭く，小腸全域に存在）	ハウストラ （厚く，間隔は広く，結腸全域には存在しない）

EXAMPLE 1

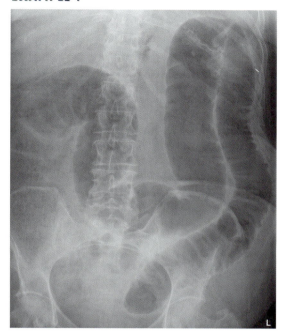
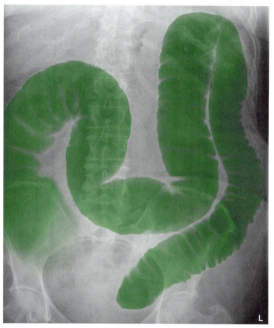

図 44 大腸の拡張を認める腹部単純 X 線写真 大腸はガス（黒色）を伴っており確認できる。大腸は 5.5 cm 以上に拡張し辺縁に存在しハウストラも内部に確認できる。拡張した大腸を緑色で示している。

EXAMPLE 2

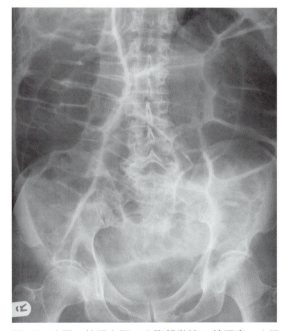
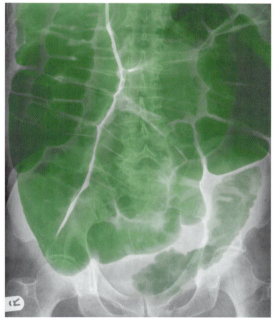

図 45 大腸の拡張を認める腹部単純 X 線写真 大腸はガス（黒色）を伴っており確認できる。大腸は 5.5 cm 以上に拡張し（ガスを伴った小腸の拡張よりも大きい）ハウストラも内部に確認できる。拡張した大腸を緑色で示している。

EXAMPLE 3

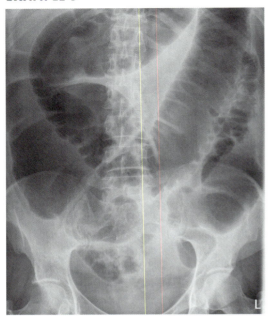
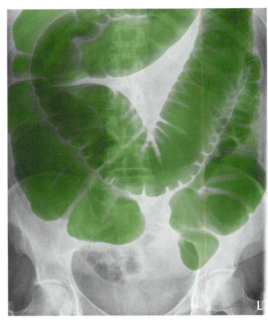

図46 大腸の拡張を認める腹部単純X線写真　大腸はガス（黒色）を伴っており確認できる。大腸は5.5 cm以上に拡張し辺縁に存在しハウストラも内部に確認できる。拡張した大腸を緑色で示している。

EXAMPLE 4

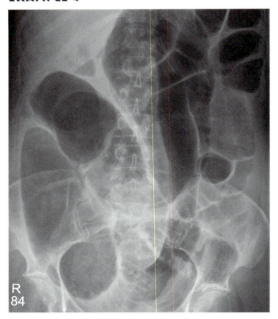
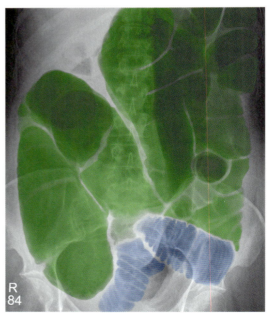

図47 大腸の拡張を認める腹部単純X線写真　大腸はガス（黒色）を伴っており確認できる。大腸は5.5 cm以上に拡張し辺縁に存在しハウストラも内部に確認できる。小腸の2つのループにはKerckring皺襞が認められる。小腸の拡張はBauhin弁の機能低下によって大腸から小腸にガスが逆流しているためである。拡張した大腸を緑色，拡張した小腸を青色で示している。

腸捻転 intestinal volvulus

　腸捻転とは**腹腔内で腸管がねじれる**ことである。部分的もしくは完全な腸閉塞の原因となる。成人の腸捻転の最も典型的な症例は**S状結腸捻転**と**盲腸捻転**である。腸捻転は2つの過程によって症状が出現する。

1. **腸閉塞**：ねじれた腸管ループが"closed-loop"による閉塞を起こす。
2. **腸管虚血**：いくつかの症例では腸管がねじれることで腹腔内の血流が妨げられる。腸管は虚血に陥り，最終的には壊死する。こうなると致死的である。

S状結腸捻転

　S状結腸捻転 sigmoid volvulus は**S状結腸が腹腔内でねじれる**ことで起こる。たいていは高齢者か寝たきり患者に多い。

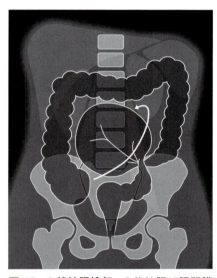

> ⚠ **画像のサイン**
> - **coffee bean sign（コーヒー豆徴候）**："closed-loop"によって拡張した結腸ガスの形があたかも大きなコーヒー豆のようである。
> - **ハウストラの消失**：腸管が拡張しすぎることでハウストラの襞がのびてみえなくなる。
> - **上行結腸，横行結腸，下行結腸の拡張**：閉塞（捻転）部位より口側の結腸はしばしば拡張する（常にではない）。

図48　S状結腸捻転　S状結腸は腸間膜を付着させ，それがねじれることでS状結腸の閉塞とガスによる拡張を起こす。

盲腸捻転

盲腸捻転 caecal volvulus は**盲腸が腹腔内でねじれる**ことで発生する。ほとんどの患者で盲腸は後腹膜構造物として存在するが，なかには腹腔内に盲腸が存在している場合もある。これらの患者は盲腸捻転が発生するリスクが高い。

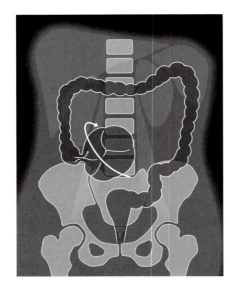

> ⚠️ **画像のサイン**
> - **コンマ状**："closed-loop"となった結腸を拡張するガスによって，大きな「，」(コンマ)のような形にみえる。
> - **しばしばみえるハウストラ**：結腸が拡張しても，ハウストラの襞は明瞭にみえる。
> - **上行結腸，横行結腸，下行結腸の虚脱**：閉塞した(捻転した)部位より肛門側の結腸はしばしば虚脱している。

図49 盲腸捻転 盲腸がねじれることで閉塞とガスを伴った拡張を呈する。

EXAMPLE 1

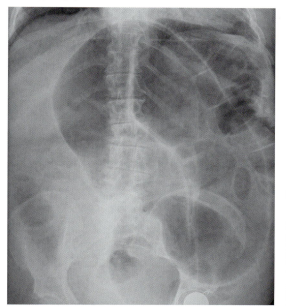 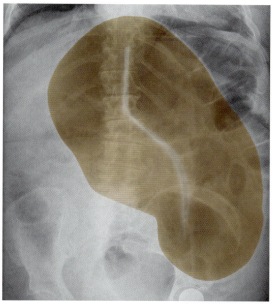

図50 S状結腸捻転を示した腹部単純X線写真　コーヒー豆様の拡張した腸管ループが中央を通り右上腹部にまで及んでいる。全体的にハウストラの消失を認める。口側の大腸は捻転による閉塞のため二次的に拡張する。S状結腸捻転部分を茶色で示している（その下に左人工股関節も認められる）。

EXAMPLE 2

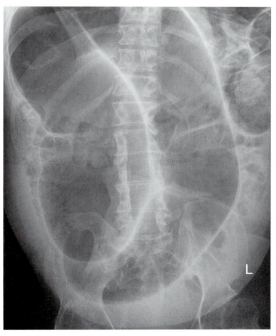 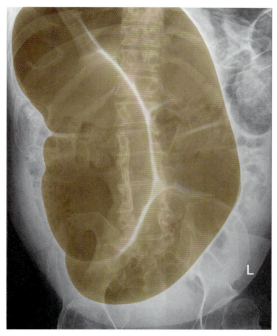

図51 S状結腸捻転を示した腹部単純X線写真　コーヒー豆様の拡張した腸管ループが中央を通り右上腹部にまで及んでいる。全般的にハウストラの消失を認める。S状結腸捻転部分を茶色で示している。

EXAMPLE 1

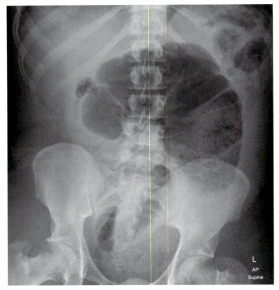
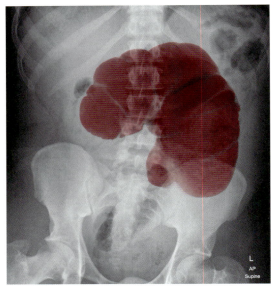

図 52　盲腸捻転を示した腹部単純 X 線写真　円形でコンマ状に拡張した大腸ループが腹部の中央に位置している。ハウストラが指摘できる。盲腸捻転部分（閉塞部分）より遠位の大腸は虚脱している。盲腸捻転を赤色で示している。

EXAMPLE 2

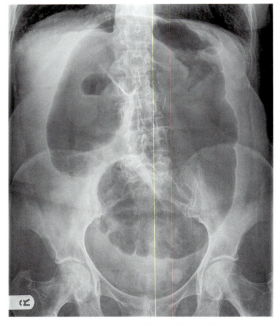
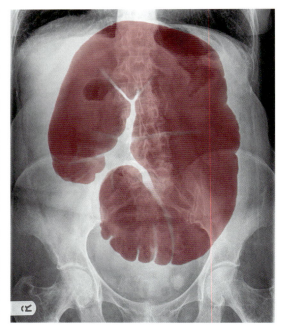

図 53　盲腸捻転を示した腹部単純 X 線写真　円形でコンマ状に拡張した大腸ループが腹部の中央に位置している。わずかなハウストラが捻転した盲腸内に認められる。盲腸捻転部分（閉塞部分）より遠位の大腸は虚脱している。盲腸捻転を赤色で示している。

胃の拡張 dilated stomach

胃は内部にガスや液体を含むことで，異常な拡張を起こすことがある。
ガスによる胃の拡張の原因：
- **腸閉塞**（例：消化性潰瘍による二次性の十二指腸の瘢痕狭窄，悪性病変）
- **呑気症**（空気を過剰に飲み込む）（例：苦痛にあえぐ患者，非侵襲的換気療法の副作用）

液体貯留による胃拡張の原因：
- **腸閉塞**（例：消化性潰瘍による二次性の十二指腸の瘢痕狭窄，悪性病変）
- **慢性胃運動機能不全**（例：コントロール不良な糖尿病からの自律神経失調）

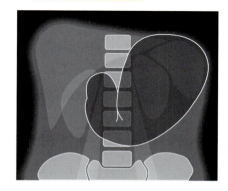

画像上では胃の形をした大きなガス（胃泡）は黒く，液体貯留では明るい灰色のループとして上腹部にみえる。胃は大きく拡張し正常の皺襞が不明瞭となる（**12ページ参照**）。

図 54　ガスで拡張した胃　U字型をした大きな消化管のガス像が左上腹部に認められる。非常に大きい場合，胃は下部で拡張し腹部の中央まで広がる。

EXAMPLE

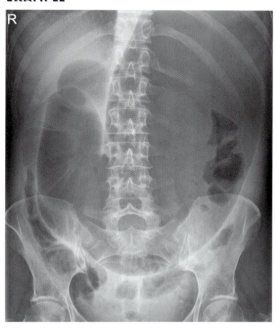
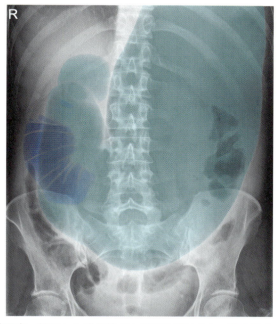

図 55　ガスによって拡張した胃を示した腹部単純 X 線写真　拡張した消化管が上腹部に認められ，胃の形を呈している。腹部の右側では，十二指腸が部分的に拡張した状態で認められる。十二指腸の襞も認められる。所見は近位腸管の閉塞を示唆する。十二指腸遠位部または空腸近位部の閉塞の可能性がある。拡張した胃を水色，十二指腸を青色で示している。

ヘルニア hernia

　ヘルニアは**臓器（もしくは臓器の一部）の突出**を意味する。突出した臓器の周囲にそれを覆う構造物が壁のようになっている。腹部単純Ｘ線写真で簡単に同定できるヘルニアは<u>鼠径ヘルニア</u>，<u>大腿ヘルニア</u>のみである。これらのヘルニアは腸管ループがガスを伴っているため確認しやすい。腸管ループが液体を伴っている場合は簡単にはみつからない。

　骨盤下部が腹部単純Ｘ線写真に含まれていない場合は，鼠径部のヘルニアをみつけることはできない。含まれていれば腸閉塞の原因としてヘルニアをみつけることは重要である。

> **NOTE**
> ヘルニアは通常，腹部単純Ｘ線写真で偶発的に発見される所見である。

画像のサイン
- 鼠径靱帯のレベルの後方で**ガスにより拡張した腸管ループ**がみえる。
  - 素早く評価するには，閉鎖孔の後ろもしくは閉鎖孔を越えて突出する腸管ループがないか確認することである。
- ヘルニアの近傍に**軟部組織の腫脹**がある。
  - 腸管ループ（黒）と同様に軟部組織の腫脹（明るい灰色）がしばしば認められる。これはヘルニアを起こした腸管ループとともに腸間膜脂肪の突出や浮腫が起こるためである。

> **NOTE**
> ヘルニアは臍や以前行われた手術部位（瘢痕ヘルニア）といった他の領域にも発生する。しかし腹部単純Ｘ線写真でこれらのヘルニアを診断することは非常に困難で，ほとんどのヘルニアは確認できない。

EXAMPLE 1

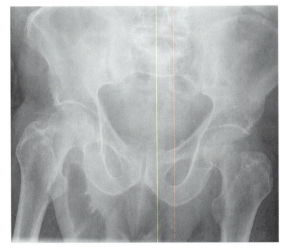
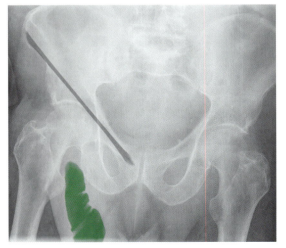

図56　**右鼠径ヘルニアを示した腹部単純Ｘ線写真**　ガスを伴った腸管が右閉鎖孔や鼠径靱帯よりも下方に認められる。ヘルニアとなった腸管ループを緑色，右鼠径靱帯を灰色で示している。

EXAMPLE 2

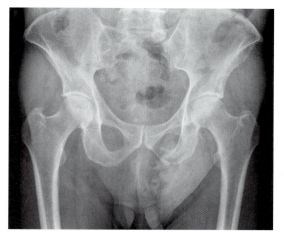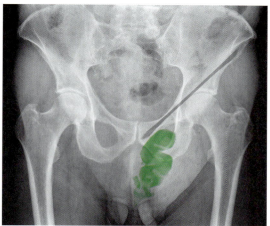

図57　左鼠径ヘルニアを示した腹部単純X線写真　ガスを伴った腸管が左鼠径部に重なって位置している。腸管は閉鎖孔や鼠径靱帯のレベルより下方に認められる。ヘルニアとなった腸管ループを緑色，左鼠径靱帯の位置を灰色で示している。

EXAMPLE 3

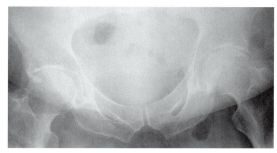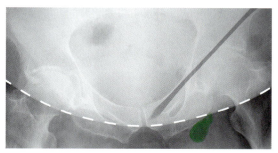

図58　左鼠径ヘルニアを示した腹部単純X線写真　ガスを伴った腸管が左鼠径部に重なって位置している。腸管は閉鎖孔や鼠径靱帯のレベルより下方に認められる。ヘルニアとなった腸管ループを緑色，左鼠径靱帯の位置を灰色で示している。白の破線はこの肥満患者の前腹壁を示す。

腸管壁の炎症 bowel wall inflammation

　腸管壁の炎症は腸管のどこにでも発生するが，最も好発する場所は**大腸**である。大腸の炎症は**大腸炎**と呼ばれる。
　大腸炎のおもな原因：
- **慢性炎症性腸疾患**（例：潰瘍性大腸炎，Crohn 病）
- **虚血性大腸炎**
- **感染**（例：*Clostridium difficile* による偽膜性腸炎）

> **NOTE**
> 腹部単純 X 線写真で大腸炎の鑑別を行うことは不可能である。しかし，潰瘍性大腸炎は大腸だけに炎症を発生させ，Crohn 病と他の感染は消化管のどこにでも発生する。虚血性大腸炎は腸管の血行動態に応じて発生する特殊な腸炎である〔例：上腸間膜動脈（中腸支配）領域もしくは下腸間膜動脈（後腸支配）領域〕。

画像のサイン

1. **腸管壁の肥厚**：感染によって粘膜の浮腫が起こり，結果として腸管壁の肥厚を呈する。しばしば肥厚した腸管壁が腸管内腔ガスと腸管壁外の腹腔内脂肪にはさまれて描出される。
   - "**母指圧痕像** thumbprinting"：粘膜の浮腫が結腸でのハウストラの高度な肥厚を引き起こす。この襞は腸管内腔を「母指で圧迫する像」として認める。

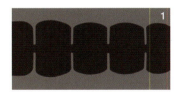
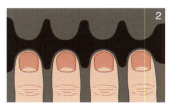

図 59
1. 腸管内腔に突出したハウストラ
2. 母指圧痕像　結腸の壁は炎症を起こしハウストラの高度な肥厚を示す。腸管内に突出する母指の形としてみえる。

   - **特徴のない腸管**：慢性的な腸管壁の肥厚はハウストラの襞の完全な消失を起こす。大腸は平滑な壁として認められる。慢性炎症である潰瘍性大腸炎では大腸は古典的な「**鉛管状**」にみえる。結腸は曲がった鉛管状にみえる。

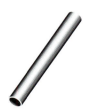

2. **左半結腸での便塊の消失**：左半結腸での便塊の消失は結腸が機能していないことを意味し，腸管壁の炎症を示唆する。

EXAMPLE 1

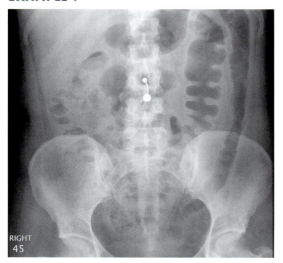 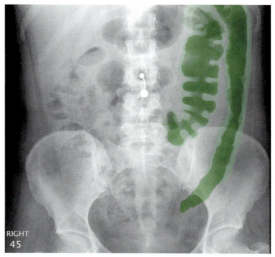

図 60　結腸壁の炎症性病変を示した腹部単純 X 線写真　横行結腸のハウストラの肥厚が腸管壁の肥厚として認められる。下行結腸は正常のハウストラが消失し便塊が指摘できない。炎症を起こした腸管を緑色，腸管壁の肥厚を明るい緑色で示している（臍のピアスも認められる）。

EXAMPLE 2

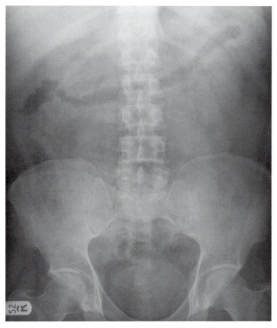 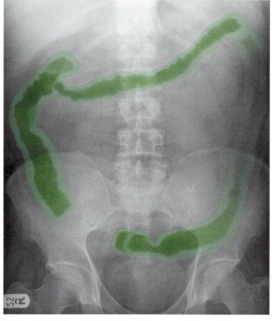

図 61　大腸全体に腸管壁の炎症が及んだ腹部単純 X 線写真　腸管壁の肥厚が認められる。大腸は慢性的な炎症によって正常のハウストラが消失し便塊も指摘できない。これは全大腸炎型（炎症が全大腸に及ぶ）の一例である。炎症を起こした腸管を緑色，腸管壁の肥厚を明るい緑色で示している。

EXAMPLE 3

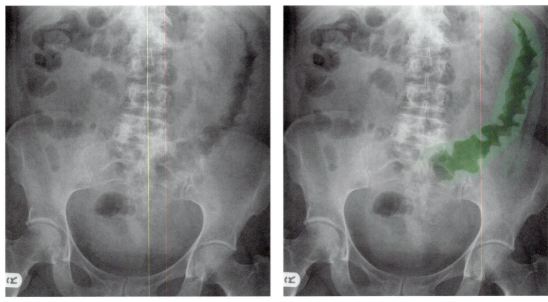

図 62　慢性的な結腸壁の炎症性病変を示した腹部単純 X 線写真　腸管壁の肥厚が横行結腸で最もよくみえる。ハウストラの高度な肥厚があり,「母指圧痕像」として認められる。炎症を起こした腸管を緑色,腸管壁の肥厚を明るい緑色で示している。

EXAMPLE 4

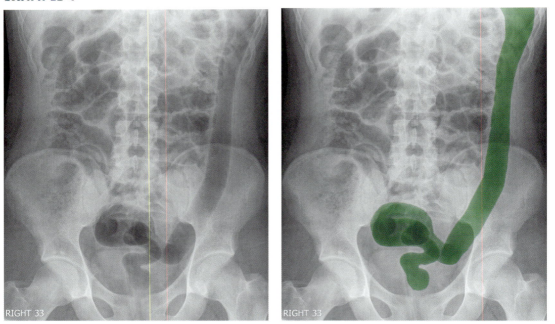

図 63　慢性的な結腸壁の炎症性病変を示した腹部単純 X 線写真　直腸, S 状結腸, 下行結腸はハウストラが不明瞭になり特徴のない腸管といえる。大腸は「鉛管状」となっている。ハウストラの消失している腸管を緑色で示している。

EXAMPLE 5

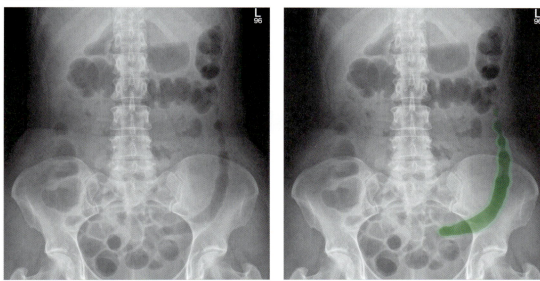

図64 結腸壁の炎症性病変を示した腹部単純X線写真　腸管壁の肥厚が軽度に認められ，下行結腸はハウストラが消失し特徴はなくなっており，「鉛管状」を呈する。ハウストラの消失した腸管を緑色，腸管壁の肥厚を明るい緑色で示している。

特殊な症例：中毒性巨大結腸症

中毒性巨大結腸症 toxic megacolon は**腸管の拡張**を示す**急性**の病態であり，**炎症性腸疾患**（潰瘍性大腸炎，Crohn 病）や**腸管感染症**（*Clostridium difficile* による偽膜性腸炎）の合併症として発症する。

患者は大腸の急激な拡張を伴い敗血症性ショックを呈することがある。状態の回復がなければ，**生命が危うくなるため**緊急の結腸切除が適応になる（病的な結腸の切除）。

確認すべきことは何か？
1. **結腸の拡張**：**直径 6 cm 以上**を異常拡張とする。
2. **炎症性の偽ポリープ**（粘膜島）：分葉状の濃度上昇域が腸管壁に存在する。これらは潰瘍周囲の粘膜が盛りあがって形成されたものである。
3. **母指圧痕像**および**粘膜浮腫**が起こることがある。
4. 通常，**横行結腸**が障害される（以下に例を示す）。

EXAMPLE

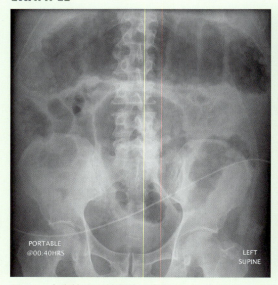 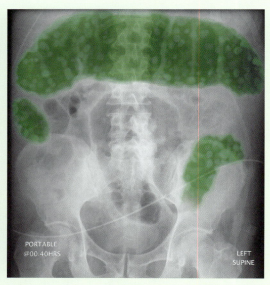

図 65　中毒性巨大結腸症の腹部単純 X 線写真　横行結腸は拡張し 6 cm 以上を呈している。分葉状の腫瘤が結腸内に多数認められる。これは炎症性の偽ポリープである。また腸管壁の肥厚も認める。本来あるはずの便塊が大腸から消失している。異常な大腸がはっきり指摘できる部位を緑色，肥厚した腸管壁と炎症性偽ポリープを明るい緑色で示している。

便塊の貯留 faecal loading

便塊はどの結腸にでも**大量に蓄積**されるといわれている。いつもというわけではないが慢性的な便秘の結果として発生するので，単純X線写真は便秘の診断には使用されない。

硬くなった便塊は特徴的な所見を呈する。

- **円形の腫瘤**
- **斑状**もしくは**顆粒状**（便塊内のポケットにガスが含まれるため）

右半結腸内の硬い便塊は高度な便塊の貯留を示唆する。通常，この領域には液体成分が含まれる。

> **NOTE**
> 通常，便秘は臨床診断によるものであり，画像診断の必要がない。便秘と思われる単純X線写真の所見と臨床診断される便秘との関連性はほとんどないからである。ただし，例外が1つあり，高齢患者で宿便を観察するときは腹部単純X線写真が有用な場合がある（**52ページ参照**）。

EXAMPLE

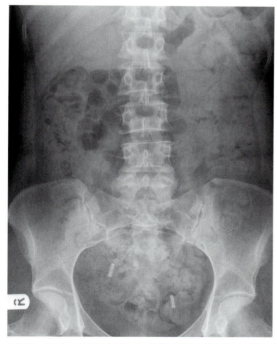
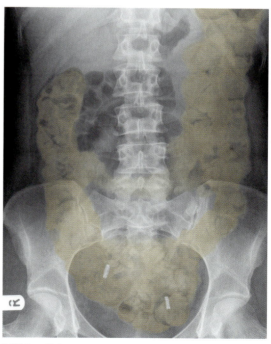

図66　便塊の貯留を示した腹部単純X線写真　便塊が大腸内に貯留している。これは通常臨床診断される便秘と同じ病態ではないことに注意してほしい。便塊を茶色で示している（骨盤腔内にクリップも認められる）。

宿便 faecal impaction

　宿便は便塊の貯留よりも高度な病態をさし，便塊は直腸で**固形化し，静止している**。慢性便秘の結果として発生する。高齢かつ，寝たきりまたは施設に収容されている患者でリスクが高い。

　外観は通常，直腸での大きい（ときに巨大な）糞便として認められ，かなり独特の形態を示す。重大な症例では，宿便は，S状結腸や，その他の結腸にも達する。

> **NOTE**
> 腹部単純X線写真は宿便の広がりをみるのに役立つ。しかし便秘を診断するものではない。

EXAMPLE

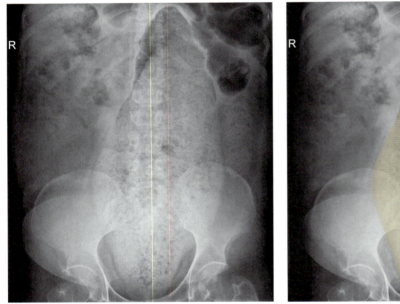

図67　宿便を示した腹部単純X線写真　大量の便塊が骨盤腔から左上腹部にみられ，嵌頓している。直腸の高度な拡張を引き起こしている。便塊を茶色で示している。

胆石症 cholelithiasis

　胆石症とは**胆嚢内に結石** gallstones in the gallbladder が存在することをいう。一般人口の約10％に胆石症が発症し、そのうち約15％の胆嚢結石は十分なカルシウム沈着があるため単純X線写真で観察することができる。胆嚢結石ははっきりみえるものもあれば、観察可能な程度のものであったり、カルシウムの沈着を欠くため視認できないものもある。胆嚢結石がみえる場合、右上腹部領域で肝の下縁に観察できる。胆嚢結石の形態はさまざまであり、以下のとおり。

- **大きいもしくは小さい**。
- **1つ**であったり、**多発**している。
- 結石の**辺縁が白く、内部が透亮像**となる。
- **多角形**である（表面平滑）。互いに接しているため角がとれる。
- **薄い層状**である（リング状の層を形成）。

> **NOTE**
> 腹部超音波検査は胆嚢結石を疑うときに選択される。コレステロールで形成されている結石の大部分や胆汁色素で形成されるビリルビン結石はX線不透過性でないため、腹部単純X線写真に写らない。このため、このような結石では腹部単純X線撮影を実施すべきではない。とはいえ、腹部単純X線写真で胆嚢結石を認めたら、報告として書き加えるべき重要な偶発的所見である。

EXAMPLE 1

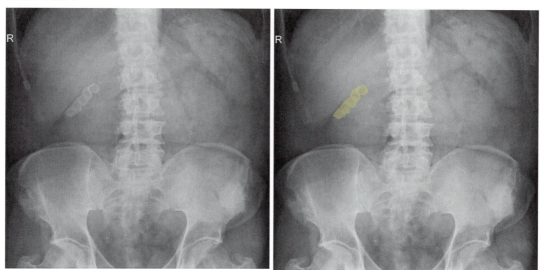

図68　右上腹部に石灰化した胆嚢結石を認める腹部単純X線写真　この症例では、胆嚢結石（黄色）は多角形であり、結石の中央は放射線透過性、辺縁は放射線不透過性である。

EXAMPLE 2

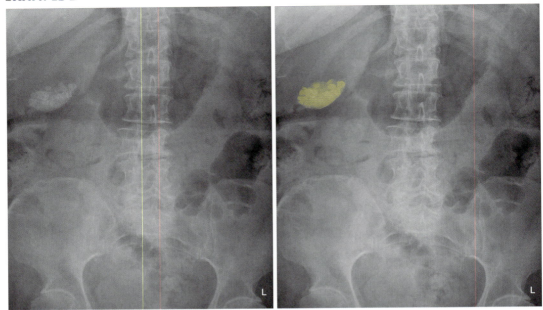

図 69　右上腹部に石灰化した胆嚢結石を認める腹部単純 X 線写真　この症例では多角形でさまざまな大きさの胆嚢結石が多数認められる。結石の中央は放射線透過性，辺縁は放射線不透過性である。胆嚢結石（黄色）は胆嚢の底部に明瞭な辺縁を示しており指摘できる。

特殊な症例：石灰乳胆汁

胆嚢に濃度の高い液体を伴う（通常，炭酸カルシウムを含む）まれな状態をさす〔milk of calcium bile（limey bile）〕。これは腹部単純X線写真でみることができる。常に胆嚢結石を合併する状態とはいえ，胆嚢結石はみえたりみえなかったりする。

認められる所見は以下のとおり。

- 放射線不透過性の胆嚢内腔
- 胆嚢結石は胆汁によって辺縁が裏打ちされている。

EXAMPLE

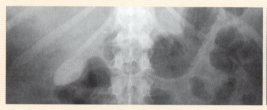 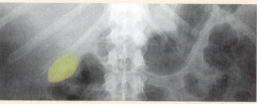

図70 **石灰乳胆汁を上腹部に認める腹部単純X線写真** 丸い胆嚢の形をした濃度上昇域が右上腹部に認められる。注意深く観察するといくつかの円形の胆嚢結石が胆嚢の上縁を裏打ちしているのがわかる。石灰乳胆汁を黄色で示している。

磁器様胆嚢

磁器様胆嚢 porcelain gallbladder は胆嚢に**硬く石灰化した壁**をもつ胆嚢をさす。この状態は**胆嚢癌**になるリスクを増大させる。そのため胆嚢摘出術が常に勧められる。この名称は手術時の青っぽい色調と磁器のようなもろい状態が語源になっている。

認められる所見は以下のとおり。

- **胆嚢を裏打ちする石灰化した辺縁**：胆嚢壁は石灰化しており，胆嚢の中央部分よりも辺縁のほうが石灰化が強い。

EXAMPLE

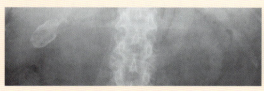 

図71 **磁器様胆嚢を示した腹部単純X線写真** 曲線をなす胆嚢の形をした石灰化領域が右上腹部に認められる。磁器様胆嚢を黄色で示している。

腎結石 renal stone

腎結石，腎臓の石灰化，尿路結石 urolithiasis などはいずれも腎尿路系内における結石の形成をさす。腎結石は英語では calculus（複数形は calculi）と表現されることもある。腎結石は無機物が集合したものであり，腎盂や腎杯に由来する。

ときどき腎結石は尿管内に移動し，<u>尿管結石</u>となる。尿管結石は尿路閉塞をきたし，腎疝痛を引き起こす。

大部分の腎結石（90％）は腹部単純 X 線写真で指摘できるくらい十分なカルシウムを含んでいる。しかし尿酸結石や成分の均一な基質でできている結石は放射線透過性であり，腹部単純 X 線写真でみることができないものもある。

⚠ 画像のサイン：

- **腎臓に重なる石灰化濃度**：小さな石灰化が腎陰影に重なっていないか注意深く観察すること。
- **<u>尿管の走行に沿って存在する石灰化濃度</u>**：尿管は腎臓の内側から腰椎の横突起の先端に沿って下方へ走行する。微妙かつ小さな石灰化濃度であっても尿管の走行に沿って注意深く観察すること。
- **<u>サンゴ状結石</u>**：ときに大きな腎結石が発生し腎盂や腎杯の一部もしくは全体を占めることがある。その場合，腎盂や腎杯の形に石灰化し，古典的な「サンゴ」の形状をつくりだす（**図 73，74**）

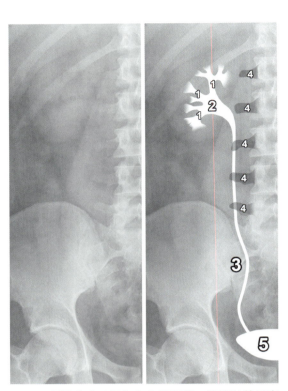

図 72　尿路を白で示した右側腹部の単純 X 線写真
結石は尿路のどこにでも生じうる。腎結石は腎杯（1）または腎盂（2）に認められる。尿管結石は尿管（3）に沿って存在する。尿管は腰椎の横突起（4）に沿って走行する。膀胱結石は膀胱内（5）にみられる。

臨床的に腎結石を疑う場合，最適な画像検査は腎臓（kidney），尿管（ureter），膀胱（bladder）の低線量 CT（CT-KUB）である。CT-KUB は腎結石の診断に対して腹部単純 X 線写真よりも感度および特異度ともに高い。腹部単純 X 線写真は中等度から高度の腎結石のフォローアップに有用である。

EXAMPLE 1

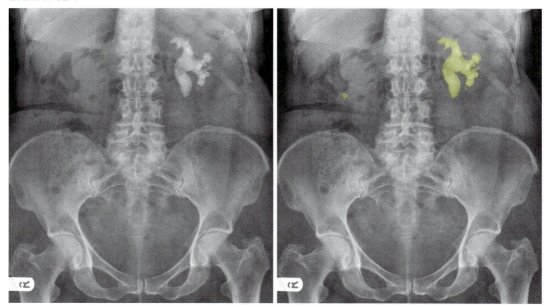

図73　左側のサンゴ状結石と右側の腎結石を示した腹部単純X線写真　大きなサンゴ状の石灰化濃度が左腎に一致して認められる。2個の小さな石灰化濃度が右腎に認められる。左サンゴ状結石と右腎結石を黄色で示している。

EXAMPLE 2

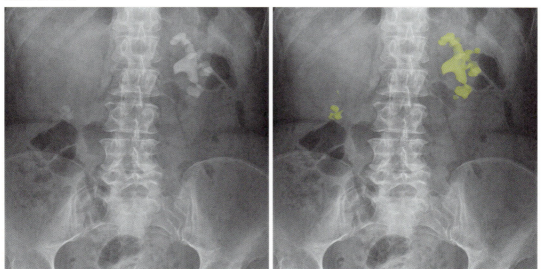

図74　左側のサンゴ状結石と右側の腎結石を示した腹部単純X線写真　大きなサンゴ状の石灰化濃度が左腎に一致して認められる。数個の小さな石灰化濃度が右腎に認められる。左サンゴ状結石と右腎結石を黄色で示している。

EXAMPLE 3

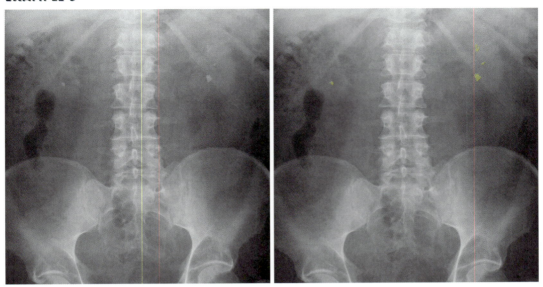

図75 両側腎結石を示した腹部単純X線写真 2，3個の小さな石灰化濃度を左腎に認める。小さな石灰化濃度が右腎の下極に認められ，腎結石（黄色）に一致する。

EXAMPLE 4

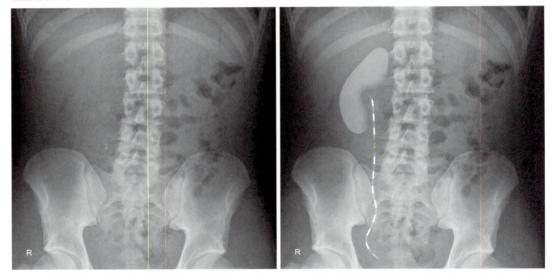

図76 尿管結石を示した腹部単純X線写真 2個の小さな石灰化濃度が腰椎の右側に存在する。これらは右尿管の走行に一致しており尿管結石と考えられ，また小さいのでリンパ節の石灰化にはみえない。尿管結石を黄色，右腎の位置を灰色，右尿管を白の破線で示している。

膀胱結石 bladder stone

膀胱結石（英語では bladder calculus とも表現）は膀胱内に濃度の高い結石の形成をさす。おもな原因は以下のとおり。

1. **尿流停滞**（最も**高頻度**な原因）
    - 膀胱出口部の閉塞（例：前立腺肥大）
    - 膀胱憩室
    - 神経因性膀胱（例：脊髄損傷，脊髄麻痺）
2. **尿路感染**
3. **腎結石の移動**
4. **異物の存在**
    - 長期の膀胱留置カテーテル

膀胱結石は円形もしくは楕円形の濃度上昇域として骨盤下部の中央寄りに認められる。しばしば大きく，複数存在し，なかには**薄い層状**を示す結石もある。

> **NOTE**
> 静脈石は骨盤腔内によくみられるが，膀胱結石と間違えないように！ 静脈石はたいてい膀胱結石よりも小さくまた複数存在する（**67 ページ参照**）。

EXAMPLE 1

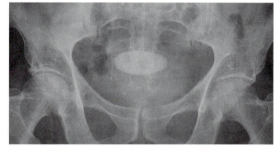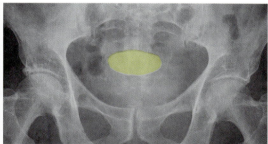

図 77　膀胱結石を示した腹部単純 X 線写真　中央に位置する大きい楕円形の濃度上昇域を骨盤下部に認める。膀胱結石を黄色で示している。

EXAMPLE 2

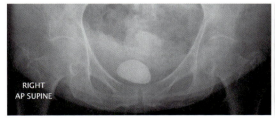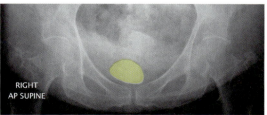

図 78　膀胱結石を示した腹部単純 X 線写真　おおよそ中央に位置する大きい楕円形の濃度上昇域を骨盤下部に認める。注意深くその辺縁を観察してみると，わずかではあるが層状を示す薄い濃度上昇域があるような印象を受ける。膀胱結石を黄色で示している。

腎石灰化症 nephrocalcinosis

腎石灰化症は**腎実質**に異常な**カルシウムの沈着**を示す病態である。カルシウムは腎皮質（皮質の腎石灰化症）もしくは腎髄質（髄質の腎石灰化症）に沈着するが，一般的には**腎髄質**により沈着することが多い。たいていは**代謝性疾患**に合併する。

おもな原因は以下のとおり。
1. 副甲状腺機能亢進症
2. 海綿腎
3. 腎尿細管性アシドーシス

⚠ 画像のサイン：
- カルシウム沈着が局所ではなく**全体的**にみられる。
- 石灰化はしばしば**小さな房**のようにみえる。これらの房は**腎錐体**である（図79）。

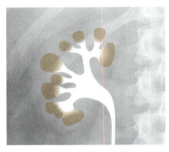

図79 右腎の腎盂尿管を白，腎錐体は茶色で示している。

EXAMPLE 1

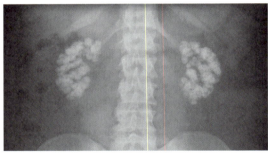 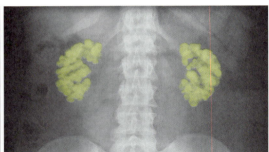

図80 髄質の腎石灰化症を示した腹部単純X線写真 多数の斑状の石灰化が両側腎に認められる。注意深く観察すると，腎盂と腎杯の石灰化が腎実質に及んでいるようにみえる。腎石灰化を黄色で示している。

EXAMPLE 2

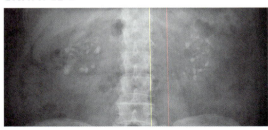 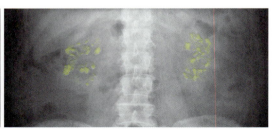

図81 髄質の腎石灰化症を示した腹部単純X線写真 多数の斑状の石灰化が両側腎に認められる。腎石灰化を黄色で示している。

膵石灰化症 pancreatic calcification

膵石灰化症は**膵臓内に小さな石灰化が集簇**したことによる。これは**慢性膵炎**の最も特徴的な徴候である。根本原因で最も多いのが**アルコール乱用**である。

> 膵臓は後腹膜臓器であり，正中線を横切るように存在している。正常の患者では腹部単純X線写真上に膵臓はみえない。

画像所見は**不整形の房状**もしくは**石灰化の集簇**が**腹部正中線を横切る**ように存在する。石灰化の広がりは，膵臓の形を大まかにかたどっている。

EXAMPLE 1

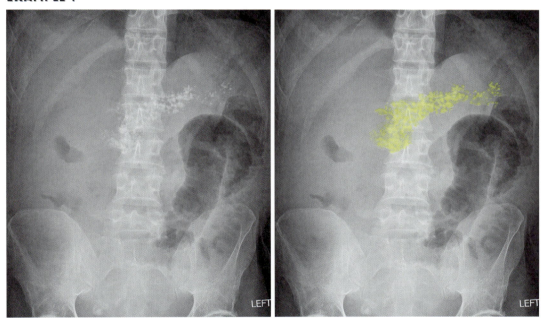

図82　膵石灰化症を示した腹部単純X線写真　多数の不整形な石灰化を腹部正中線上に認める。これらは膵臓の形を大まかではあるが示している。膵石灰化を黄色で示している。

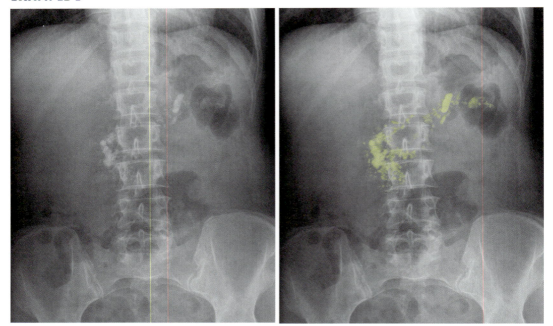

図83 膵石灰化症を示した腹部単純X線写真 腹部正中線上に多数の不整形な石灰化の集簇を認める。石灰化により膵臓の形を大まかに示している。膵石灰化を黄色で示している。

副腎の石灰化 adrenal calcification

　副腎の石灰化は頻度の高いものではなく，たいていは偶発的な所見としてみつかる。副腎の石灰化は過去の**副腎出血**や**結核感染**によって生じる。
　画像所見には**不整な三角形の石灰化**があり，腎臓の上極に存在する。

EXAMPLE

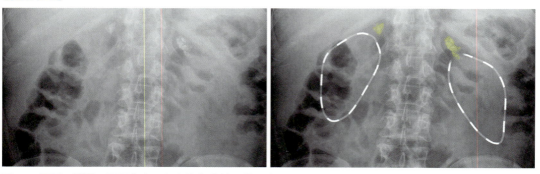

図84 両側の副腎の石灰化を示した腹部単純X線写真 両側に不整形の石灰化が腎臓の上極中央に認められる。副腎の石灰化を黄色で示す。腎臓の近位部に存在する（腎臓ははっきりみえないが白の破線で表示）。

腹部大動脈瘤の石灰化 abdominal aortic aneurysm calcification

　腹部大動脈瘤（AAA，「トリプルエー」と読む）は腹部大動脈の**直径 3 cm 以上の異常拡張**をさす。正常の腹部大動脈は直径 2.5 cm 未満である。

　大部分の動脈瘤は無症状である。AAA の頻度は 5～10％ であり，時間の経過とともに大きくなる。AAA がさらに大きくなると破裂のリスクも高くなる。AAA の破裂は非常に高い死亡率をもたらす（80％ 以上は死亡）。

　AAA が 5.5 cm 以上になると動脈瘤の破裂のリスクが外科的治療のリスクより勝る。このため，治療として開腹術または腹部大動脈瘤ステントグラフト内挿術（EVAR）のどちらかが勧められる。

　AAA は腹部単純 X 線写真でたまたまみつかるものである。AAA は以下のような所見をもつ。

- AAA は**大動脈壁に石灰化**があるときだけ，腹部単純 X 線写真で指摘できる。
- **隣り合う大動脈壁の石灰化**を認めれば AAA と診断できる。大動脈壁の片方のみ脊椎の左もしくは右に膨隆を認めた場合，AAA とは診断できない。おそらく動脈瘤ではなく，大動脈の蛇行である。
- 大部分（90％ 以上）は**腎動脈下に出現**する（腎動脈の起始部より下にできる）。

 NOTE
腹部単純 X 線写真で偶然にも AAA がみつかったら CT 検査を勧め，AAA の大きさを評価し，必要に応じて外科的治療の計画を立てる。

EXAMPLE 1

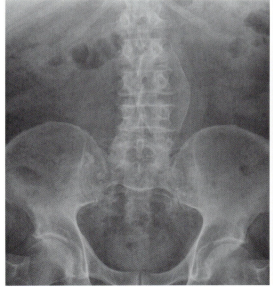
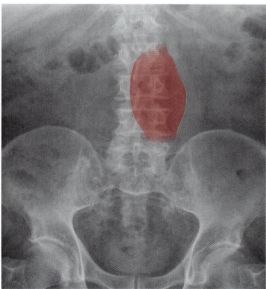

図85　AAA の石灰化を示した腹部単純 X 線写真　大きく拡張した血管構造物が中央に認められる。血管壁の石灰化がみえる。左側の壁がはっきりみえる。しかし右側の壁は腰椎に重なっており指摘するのが困難である。血管壁の直径は 3 cm 以上であった。AAA を赤色で示している。

EXAMPLE 2

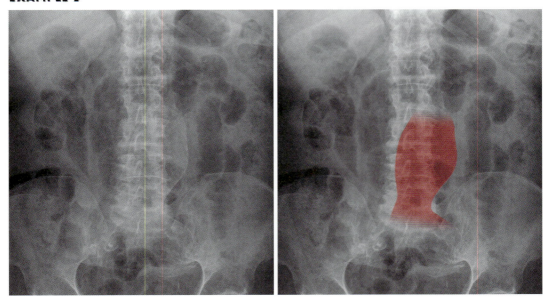

図86 AAAの石灰化を示した腹部単純X線写真 大きく拡張した血管構造物が中央に認められる。血管壁の石灰化がみえる。左側の壁がはっきりみえる。しかし右側の壁は腰椎に重なっており指摘するのが困難である。血管壁の直径は3cm以上であった。AAAを赤色で示している。

EXAMPLE 3

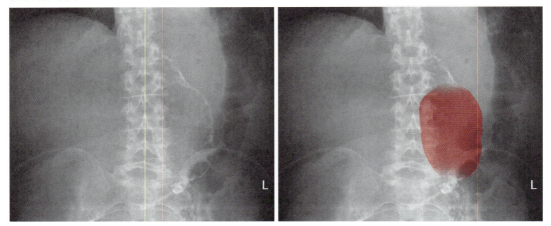

図87 AAAの石灰化を示した腹部単純X線写真 大きく拡張した血管構造物が中央に認められる。血管壁の石灰化がみえる。左側の壁がはっきりみえる。しかし右側の壁は腰椎に重なっており指摘するのが困難である。血管壁の直径は3cm以上であった。AAAを赤色で示している。

胎児 fetus

　胎児は胎生期（妊娠 11 週）から誕生するまでの発育中のヒトをさす。腹部単純 X 線写真上で胎児をみることはきわめてまれである。放射線被曝により胎児の奇形発生と発癌のリスクがやや上昇する。このため**妊娠中の被曝は避けるべき**である。撮影を依頼されたら，その際は超音波検査など代わりとなる検査を通常勧める。

　腹部単純 X 線写真では，胎児は石灰化がはじまった骨格だけがみえる。**腹部の中の骨を探す**とよい。しばしば**大きな丸い濃度上昇域**（胎児の頭部）と**より小さい濃度上昇域の直線状の配列**（胎児の脊椎）が指摘できる。

EXAMPLE

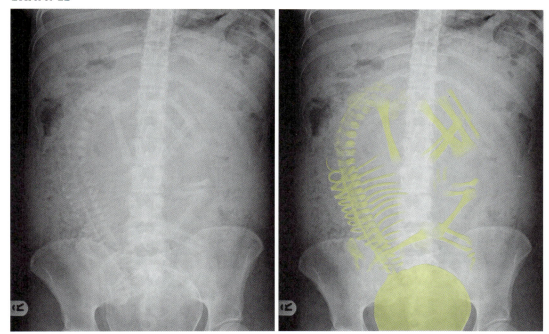

図 88　妊娠中で胎児が存在する腹部単純 X 線写真　胎児の脊椎が中央やや右に認められる。下肢が上腹部，上肢が腹部中央，頭蓋骨が骨盤腔内に存在する。この胎児は大きいので出産が近いことがわかる。胎児の骨格を黄色で示している。

> **NOTE**
> すべての女性（12〜55 歳）の患者に，放射線被曝をさせる前に，妊娠の可能性がないかたずねる。腹部もしくは骨盤の単純 X 線写真を撮影しようとする女性患者の月経が停止している場合，妊娠していないと確証されるまでは妊娠を疑うべきである。腹部単純 X 線写真による胎児への放射線障害の絶対リスクの上昇はごくわずかである。
>
> 　総じて，腹部単純 X 線写真による胎児の被曝量と妊娠 9 カ月の胎児が受けると思われる環境放射線量を比較するとよい。2 つを比較すると，腹部単純 X 線写真の被曝量は環境放射線量の約 4 カ月分と同等である。放射線被曝のリスク回避についての詳細は **3 ページ**を参照してほしい。

臨床的意義のない石灰化構造物

　正常の腹部単純X線写真で石灰化する構造物を多数指摘することができる。それらは診断の際に混乱を招くことがあるので注意する。

肋軟骨の石灰化

　多くの患者は肋軟骨が石灰化していないので，腹部単純X線写真ではみえない（**図89の1**）。しかし，肋軟骨が石灰化している患者もいる（**図89の2**）。

　肋軟骨の石灰化は，しばしば斑状で肋骨よりも濃度が高くみえる。典型的には上内側域の曲線をなす肋骨と連続して認める。

　この所見は加齢に伴いよくみられるようになるが，若い患者でもみられる。正常所見である。

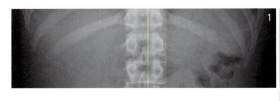
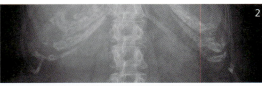
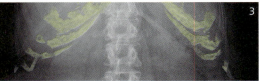
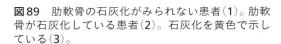

図89　肋軟骨の石灰化がみられない患者（**1**）。肋軟骨が石灰化している患者（**2**）。石灰化を黄色で示している（**3**）。

静脈石

　静脈石 phlebolith（もしくは vein stone）は静脈内の小さな局所的な石灰化をさす。静脈石は骨盤腔内によくみられ，通常は臨床的に重要とはいえない。

　静脈石は小さく，丸い濃度上昇域として認められ，ときに中央に透亮像を伴うことがある。骨盤腔内に1～2つ認められるが，骨盤腔内に多数散らばっていることもある。

　静脈石を認識するうえで重要なのは，腎結石と間違えないことである。尿管や膀胱結石を疑ったら，選択肢としてCT検査があり，より感度も特異度も高く有用である。

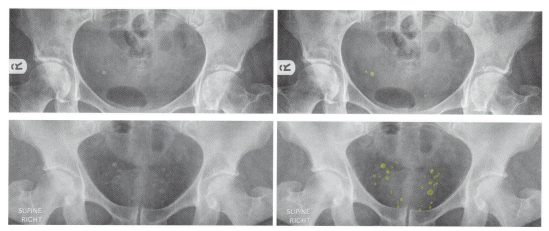

図90　骨盤腔内の静脈石を示した2症例　静脈石は石灰化濃度を示す。静脈石（黄色）の中央が透亮像となっており，古典的な所見といえる。

腸間膜リンパ節の石灰化

腸間膜リンパ節の石灰化 calcified mesenteric lymph node は偶発的所見としてよくみられる。腹腔内に通常みられるリンパ節であり，それらが石灰化したものである。たいていは先行する結核などの肉芽腫性炎症があり，二次的な変化として現れる。このような所見は通常では高齢患者に認められる。

石灰化リンパ節は楕円形をしており石灰化は斑状で通常5〜15 mmの大きさである。しばしば右下腹部もしくは腹部中央に認められる。通常は2つ以上の集簇がいくつもみられる。

> **NOTE**
> 石灰化が斑状であることやその存在部位から通常，腎結石と鑑別することが可能である。しかし，石灰化リンパ節が腎陰影や尿管の走行に一致している場合は腎結石や尿管結石を除外するのが難しい。腸間膜リンパ節の石灰化の特徴としては，異なる単純X線写真ではその位置も変化することである（腸間膜は腹腔内で高度な可動性があるため）。そのため以前撮影された単純X線写真と比較することは診断に役立つ。

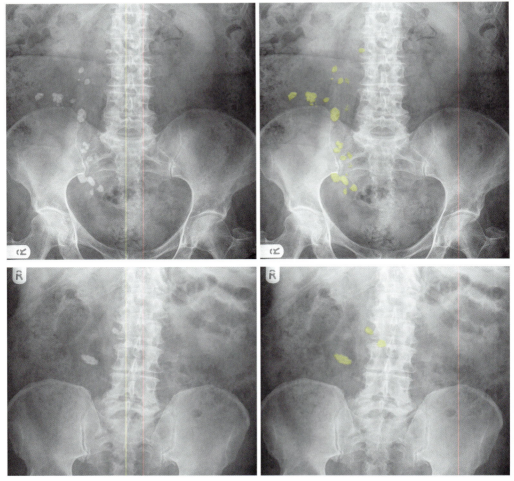

図91　腸間膜リンパ節の石灰化を示した2症例　多数の楕円形かつ斑状の石灰化が右下腹部から腹部中央にかけて認められる。石灰化したリンパ節は黄色で示している。

子宮筋腫の石灰化

　子宮筋腫 uterine fibroid は平滑筋組織由来の良性腫瘍である。筋腫が長期にわたり存在すると石灰化を起こし腹部単純X線写真で円形の石灰化構造物として骨盤腔内に現れる。「泥はね」状の石灰化として認める。筋腫の石灰化は膀胱結石に類似した所見である。偶発的な所見といえる。

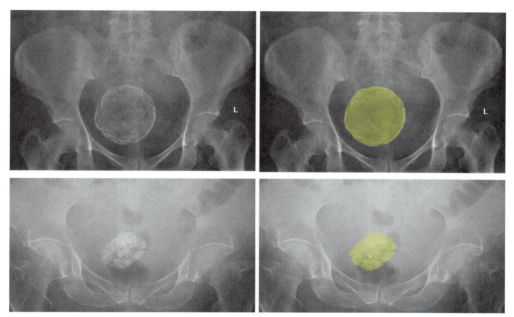

図92　子宮筋腫の石灰化を示した2症例の腹部単純X線写真　円形の石灰化が骨盤腔に存在する。骨盤腔内にはやや不整形の石灰化も認められる。子宮筋腫の石灰化を黄色で示している。

前立腺の石灰化

　前立腺の石灰化 prostate calcification は高齢男性に発生する。石灰化は明瞭あるいは粗造な形態を示し，骨盤下部でちょうど膀胱の真下に認められる。しばしば腺組織の一部分だけが石灰化する。これも偶発的所見である。

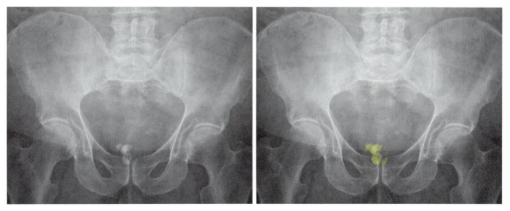

図93　前立腺の石灰化を示した腹部単純X線写真　不整形の石灰化が骨盤下部に存在している。ちょうど膀胱の真下である。前立腺の石灰化を黄色で示している。

腹部大動脈の石灰化（正常の直径）

高齢患者と糖尿病患者では，大動脈壁（と他のおもな動脈も）が石灰化する。これは血管壁の粥状硬化である。線状の石灰化が中央にないか探すとよい。

高齢者では，腹部大動脈の蛇行がみられる。

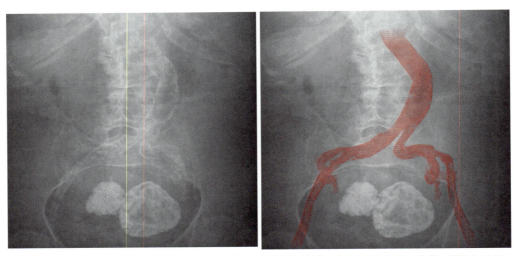

図94　腹部大動脈壁の石灰化を示した腹部単純X線写真　線状の石灰化が腹部大動脈，総腸骨動脈，外腸骨動脈，近位の内腸骨動脈を裏打ちしている。大動脈の直径は2.5 cm未満であり，腹部大動脈瘤ではない。石灰化した血管構造物を赤色で示す。子宮筋腫の石灰化や肋軟骨の石灰化も認められる。

脾動脈の石灰化

脾動脈もまた石灰化しやすい血管である。左上腹部の石灰化としてみられ，"Chinese dragon（竜）"様のはっきりとした蛇行が認められる。

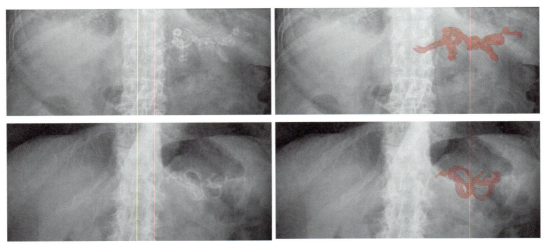

図95　脾動脈壁の石灰化を示した2症例の腹部単純X線写真　線状の石灰化が左上腹部に認められる。脾動脈を裏打ちし蛇行した所見である"Chinese dragon"様を呈している。石灰化した脾動脈を赤色で示している。

骨盤骨折 pelvic fracture
―3 POLO® リングテスト

　骨盤腔が単純 X 線写真に含まれていたら，骨盤骨折を確認することが重要である．骨折を指摘する最もよい方法は骨盤を 3 つの輪として考えることである．

1. **骨盤輪**：仙骨に沿って存在する 2 つの腸骨，坐骨，恥骨は強靱な靱帯によってともに結合しており，大きな骨盤輪を形成する．
2. **右閉鎖孔を形成する骨の輪**
3. **左閉鎖孔を形成する骨の輪**

　これらの輪をあたかも 3 つの大きな POLO®（ミント味のタブレット）であると想像してみる．1 カ所だけ折れても POLO® リングは壊れない．少なくとも 2 カ所が折れるはずである．そのため，このリングの 1 カ所の骨折を認めたら，2 つ目の骨折を探すこと（もしくは恥骨結合や仙腸関節の離開を探す）．1 カ所だけの骨折はほとんどみられない．

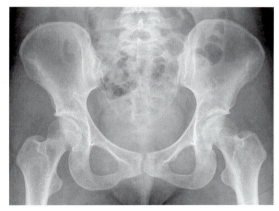
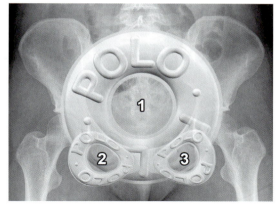

図 96　3 つの POLO リングを呈する正常の骨盤骨の単純 X 線写真　POLO® リングとしての骨盤輪（1），右閉鎖孔を形成する骨の輪（2）と左閉鎖孔を形成する骨の輪（3）を示す．

EXAMPLE

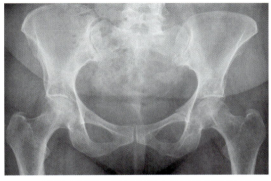
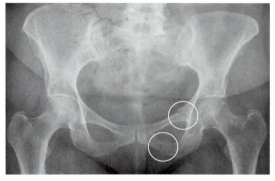

図 97　恥骨上下枝の骨折を認める骨盤単純 X 線写真　左閉鎖孔を形成する骨の輪が骨折し，POLO® リングが破壊されている．これら 2 つの骨折はより大きな骨盤輪も破壊させる原因となる．この単純 X 線写真では認められないが将来的に骨盤輪は壊れていくと思われる．骨折部分を白の円で囲んでいる．

骨硬化性病変 sclerotic bone lesion と骨透過性病変 lucent bone lesion

これらは骨関節のいかなる場所(骨盤,脊椎など)にも発生しうる。

骨硬化性病変:骨の異常な**濃度上昇域**(白くなる)をさす。悪性疾患を含め骨硬化性病変には多くの原因がある。**前立腺癌の転移**は骨盤や脊椎に多発する骨硬化性変化の高頻度な原因である。

骨透過性病変:骨に発生する異常な**濃度低下域**(黒くなる)をさす。悪性疾患を含め骨透過性病変の鑑別疾患は多岐にわたる。

> **NOTE**
> 診断に何か疑問があれば,放射線科医へ相談することが推奨される。

EXAMPLE

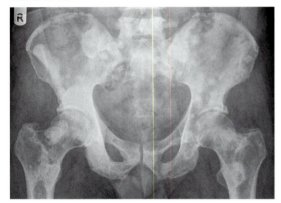
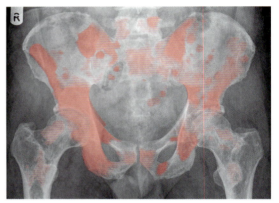

図98 多発性骨硬化性病変を示した単純X線写真 濃度上昇域が骨盤全域に多数存在している。この男性高齢患者では前立腺癌の転移である可能性が最も高い。骨硬化領域を赤色で示している。

EXAMPLE

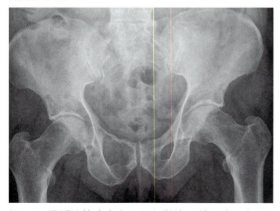
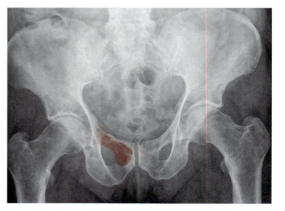

図99 骨透過性病変を示した単純X線写真 左右側を比較すると,病的な透亮像を右恥骨に認める。この領域は正常な骨濃度が失われている。この症例で透亮像(赤色)を呈した部位は癌の転移であった。

脊椎の障害 spine pathology

腹部単純X線写真上，脊椎を注意深く観察することが重要である。

何をみるか？

- **椎体高**：椎体高は大ざっぱにいうとどれも同じでなければならない。他と比べて椎体高の減少した椎体を探してみるとよい。椎体高の減少は椎体の圧迫骨折を示唆する。単純X線写真をみながら骨折が急性期か慢性期かを判断することは困難である。

EXAMPLE

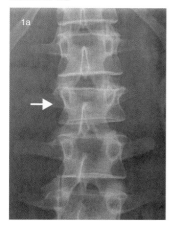
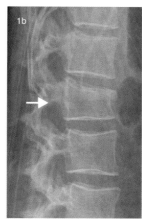
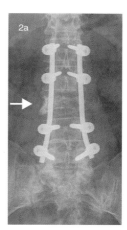
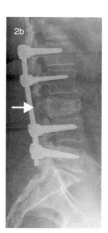

図100　楔型の圧迫骨折をL2椎体に認める患者の腰椎単純X線写真の正面像（1a）と側面像（1b）　L2椎体の椎体高の減少がどの程度あるか上下の椎体を比較する。L3椎体の圧迫骨折を認める患者の腰椎単純X線写真正面像（2a）と側面像（2b）。上下の椎体と比較し，L3椎体（白矢印）の椎体高が減少しているかどうか確認すること。椎体内には金属が留置されている。これは椎体骨折した側の機械的な支持を提供している。

- **アライメント**：脊椎は直線的でないといけない。脊椎が右側もしくは左側に曲がっている場合，側弯を考慮する。

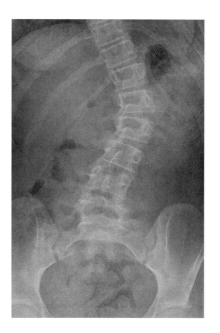

図101　胸腰椎側弯の単純X線写真　胸腰椎は右側を凹面にして曲がっている。

- **椎弓根**：観察できる椎体のすべてに左右の椎弓根がみえるかどうか確認する。みえない場合は糜爛や椎弓根を消失させるような破壊性の骨病変（例：癌の転移）を示唆する。異常な濃度の椎弓根は骨硬化性病変（例：癌の転移）を考える。

図 102 上からみた椎体
左右の椎弓根を黄色で示している。

EXAMPLE

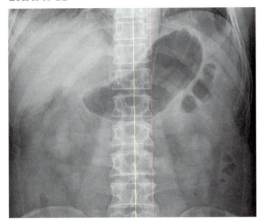 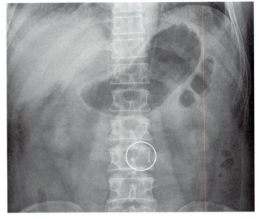

図 103 L3 左椎弓根の欠損を示した腹部単純 X 線写真 L3 左椎弓根は脊椎への癌の転移によって破壊されている。正常の L3 左椎弓根の丸い形はもはやみえない。「失われた」椎弓根を白の円で囲んでいる。

- **竹様脊柱**：**強直性脊椎炎**の患者で認められる。棘間靱帯や棘上靱帯の骨化を認める。椎体の骨癒合（強直）を起こす辺縁の椎体骨棘も認められる。結果として現れる所見が竹様脊柱である。

EXAMPLE

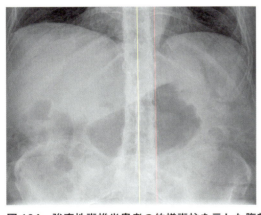 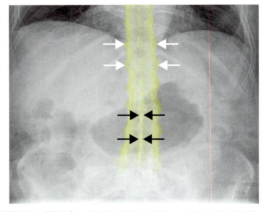

図 104 強直性脊椎炎患者の竹様脊柱を示した腹部単純 X 線写真 濃度が高く垂直にのびる線が椎体中央に存在している。棘間靱帯と棘上靱帯の骨化である（黒矢印）。骨癒合した（強直した）椎体は辺縁の椎体骨棘（白矢印）による。これは椎体を丸い形状にし，竹の節のようにみえる。竹様脊柱を黄色で示している。

実質臓器の腫大 solid organ enlargement

　実質臓器の腫大は臓器全体のサイズ増大，もしくは腹部に**大きな腫瘤性病変**があることで起こる。腹部腫瘤の最初の検査は腹部超音波が選択されるため，腹部単純 X 線写真で発見される場合はたいてい偶発的である。腹部単純 X 線写真は実質臓器の腫大の可能性を指摘できるが，その特徴を描写することはできない。実質臓器の腫大の一般的な原因は以下のとおり。

- 実質臓器：
  - **肝腫大**
    - Riedel 葉：肝下面に舌状に突出している右葉の領域。一般人口の約 17％に正常な解剖学的変異として認められる。
  - **脾腫**
- 腫瘍：
  - **腎腫瘍**（例：大きな腎囊胞や腎臓の悪性疾患）
  - **骨盤内腫瘍**（例：大きな卵巣囊腫や卵巣の悪性疾患）

📝 **画像のサイン**：
- 軟部組織濃度（明るい灰色）の大きな腫瘤
- 腸管ループがしばしば腫瘤によって圧排を受ける。
- 腫瘤の位置は発生している臓器を同定する手がかりになる。
  - 右上腹部：肝臓，右腎
  - 左上腹部：脾臓，左腎，液体が貯留している胃
  - 下腹部：卵巣，子宮，膨張した膀胱など

EXAMPLE 1

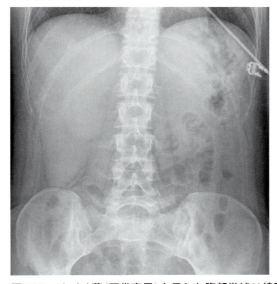 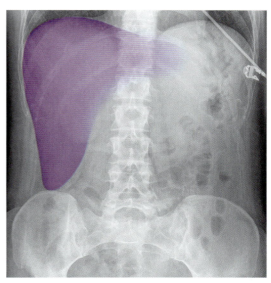

図 105　Riedel 葉（正常変異）を示した腹部単純 X 線写真　肝臓の右葉は拡大し下方へ広がっている。拡大した肝臓を紫色で示している（心電図のリード線を左上腹部に認める）。

EXAMPLE 2

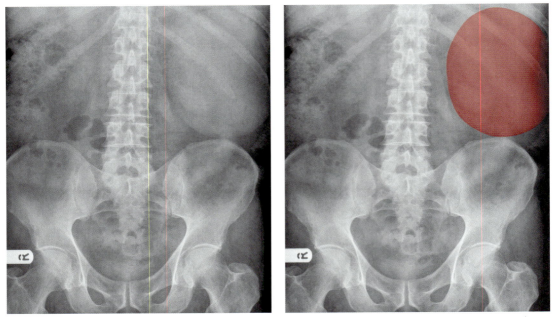

図106　左椎体領域の大きな軟部腫瘤を示した腹部単純Ｘ線写真　円形の軟部組織濃度が左腎の領域に認められる。この症例は大きな腎嚢胞が原因で起こったものである。軟部腫瘤を赤色で示している。

EXAMPLE 3

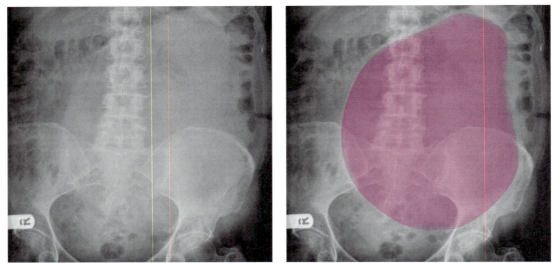

図107　大きな軟部腫瘤を骨盤腔から腹部中央部にまで認めた腹部単純Ｘ線写真　軟部組織濃度が骨盤から左上腹部まで広がっている。腸管ループを写真の隅に押しのけている。この症例は大きな卵巣嚢腫が原因で起こったものである。大きな骨盤腔から腹部中央部まで広がる腫瘤をピンク色で示している。

医療用・手術用器具（医原性のもの）
medical and surgical objects（iatrogenic）

　腹部に金属やチューブ，その他外科的に留置された構造物がよく観察される。これらを同定することは重要であり，患者の何が問題なのかを理解するのに役立つ。

外科用クリップ・ステープラー，吻合部

　外科用クリップ・ステープラー，吻合部は腹部単純X線写真でよくみられる。これらの違いを認識することは重要である。

胆嚢摘出用クリップ

EXAMPLE

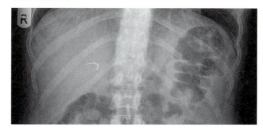 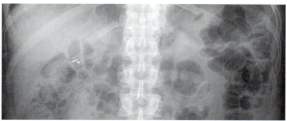

図 108　胆嚢が位置する右上腹部に胆嚢摘出用クリップを示した2症例　胆嚢摘出術は頻繁に行われるので，非常に一般的な所見といえる。通常，クリップは3つまたはそれ以上認められる。

女性用の避妊用クリップ

EXAMPLE

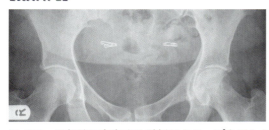 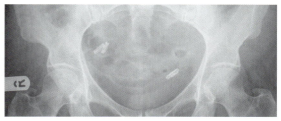

図 109　骨盤腔に存在する避妊用クリップを示した2症例　これらは非常に特徴のある形状をしており，通常2つのクリップが両側性に存在する（左右の卵管に使用するため）。しばしば時間の経過とともにクリップがはずれ腹部のどこかに認められることもある（例：肝下面）。これは問題にはならない。

肝切除用クリップ

EXAMPLE

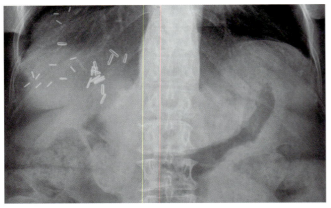

図110　右上腹部に認めた多数の外科用クリップ　これは典型的な肝切除後の所見である。

外科用ステープラー

EXAMPLE

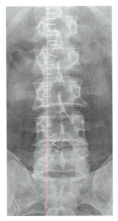

図111　中央に認めた外科用ステープラー　最近の正中切開による開腹を示唆する。

ヘルニアクリップ

EXAMPLE

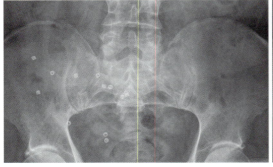 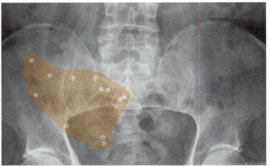

図112　右鼠径ヘルニアの手術後を示した腹部単純X線写真　らせん状のコイルファスナーが右腸骨領域に多数認められる。小さなコイルファスナーの存在は特徴的であり，ヘルニア修復術が行われたことを示唆する。コイルは腹壁にメッシュを固定し患部を覆うことで，ヘルニアを保護する。腹部単純X線写真では通常このメッシュはみえない。メッシュの大まかな位置をオレンジ色で示している。

腸管の術後吻合部

EXAMPLE

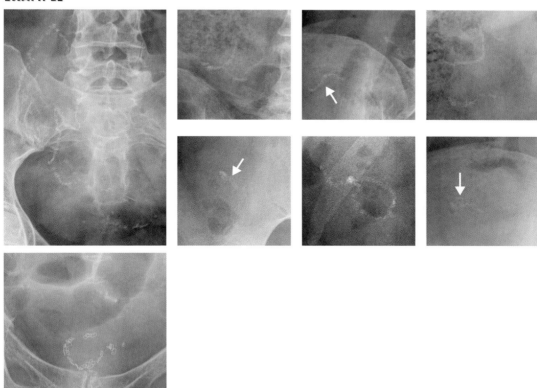

図 113　**腸管の術後吻合部を示す 8 症例**　吻合部は非常に小さくそれほど濃度が高くないため，観察するのは困難な場合がある。これらは多数の小さなクリップが集簇し巻き毛状をなし，腸管吻合部に一致する。なかには腸管吻合部を観察するのが困難なものもあり，白矢印で腸管吻合部を示している。

尿道カテーテル

尿道カテーテルは**柔らかいチューブ**で，尿道から膀胱に向かって挿入し，膀胱内の尿を排泄させる。よくあるカテーテルで，膀胱のある骨盤下部の古典的な位置にカテーテルの先端が存在するため，同定は容易である。尿道カテーテルにはしばしばカテーテルの長さに沿って放射線不透過性の線ができるため，単純X線写真でみることが可能である。尿道カテーテルの先端にあるバルーンは水を含んで膨張すると尿と同じ濃度になりみえなくなる。

EXAMPLE

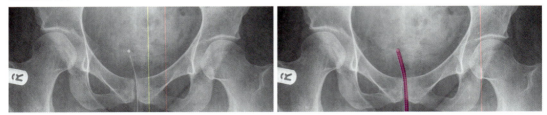

図114　尿道カテーテルが留置してある腹部単純X線写真　骨盤下部に尿道カテーテルの先端が認められる。尿道カテーテルを紫色で示している。

恥骨上カテーテル

恥骨上カテーテルは**腹壁前方**から膀胱に向かって挿入する柔らかいチューブである。画像所見は通常の尿道カテーテルに類似している。しかし，カテーテルは下からというより**上から**膀胱内に入っているようにみえる。

EXAMPLE

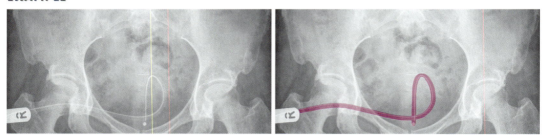

図115　恥骨上部に存在するカテーテルを示した腹部単純X線写真　チューブが骨盤下部に向かって挿入されており，カテーテル先端は膀胱の下部に存在する。恥骨上カテーテルを紫色で示している。

経鼻胃管と経鼻空腸管

経鼻胃管（NG チューブ） は鼻から挿入し食道を通過して胃へ留置するプラスティックチューブである。短期間の栄養補給や薬物投与，胃内容物の吸引（例：閉塞した小腸の減圧）などで使われる。

EXAMPLE

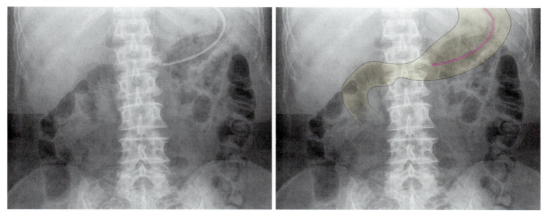

図 116　NG チューブを示した腹部単純 X 線写真　胃の位置に合致して上腹部にチューブが認められる。NG チューブを紫色，胃が存在すると思われる領域を薄い茶色で示している。

経鼻空腸管（NJ チューブ） は NG チューブに類似したプラスティックチューブであり，胃と十二指腸を越えて空腸内に留置される。胃内での栄養補給ができない患者に対して使われる。

EXAMPLE

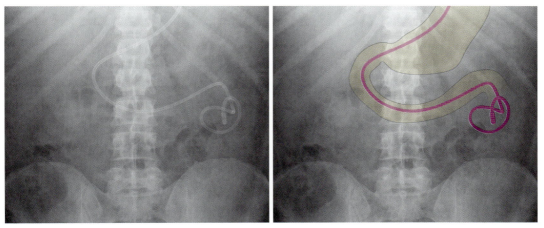

図 117　NJ チューブを示した腹部単純 X 線写真　腹部上部と中央にチューブが認められる。観察していくとチューブは十二指腸で曲線をなし，先端は中央左側の空腸近位部に存在しているのがわかる。NJ チューブを紫色，胃が存在すると思われる場所を薄い茶色で示している。

腸管ガス（フラタス）チューブ

　このチューブは通常内視鏡下で S 状結腸 に挿入されるくらい長く柔らかい。S 状結腸捻転に対する減圧のために使用される。

EXAMPLE

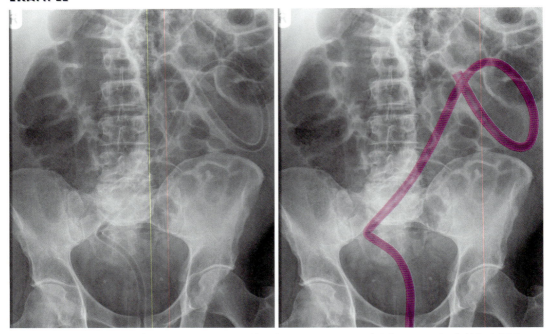

図 118　腸管ガスチューブを示した腹部単純 X 線写真　大きなチューブが直腸および S 状結腸を通過して骨盤腔および下腹部に認められる。腸管ガスチューブを紫色で示している。結腸の拡張も確認できる。

外科用ドレーン

外科用ドレーンにはさまざまな形や大きさがある。外科手術を行った領域の液体・血液・膿瘍などの貯留を予防し、排泄を促すために用いられる。

EXAMPLE

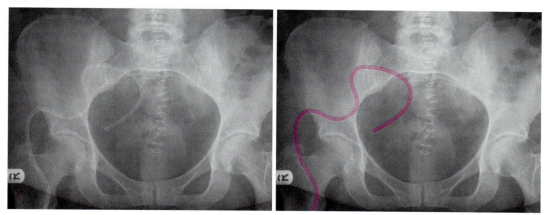

図119　骨盤腔に外科用ドレーンを認める腹部単純X線写真　右骨盤腔にチューブが認められる。骨盤腔の排液を促すものである。外科用ドレーンを紫色で示している。中央に外科用ステープラーも認められ、ごく最近外科手術が行われたことがわかる。

腎瘻カテーテル

腎瘻カテーテルは**皮膚**と**腎盂**の間を連絡する人工的につくられた通路である。通常はドレーンとして用いられ、腎臓から**尿を直接排泄**させる。

EXAMPLE

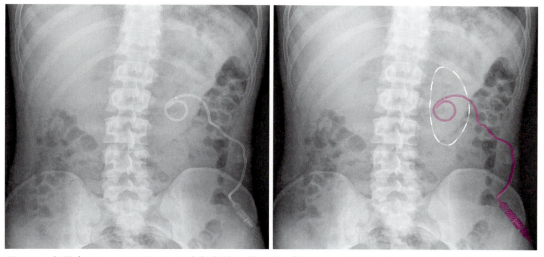

図120　左腎瘻カテーテルを示した腹部単純X線写真　「豚のしっぽ」状に巻きあがっている（ピッグテール）腎瘻カテーテルが左腎の領域に認められる。左側の腎瘻カテーテルを紫色で、左腎が存在していると思われる領域（明瞭にはみえない）を白の破線で示している。

腹膜透析用カテーテル

　腹膜透析 peritoneal dialysis 用カテーテルは腹腔内に留置されており，腹膜透析を行う患者のために**透析用液の出し入れ**に使用する。このカテーテルは大きな**コイル状の先端**があるため簡単に認識できる。

EXAMPLE

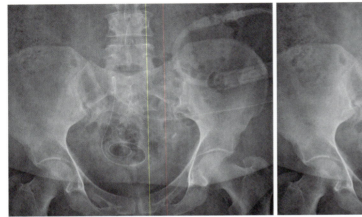
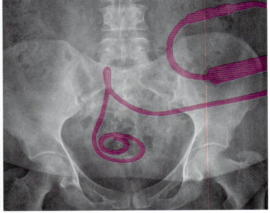

図 121　腹膜透析用カテーテルを示した腹部単純 X 線写真　コイル状の先端は骨盤腔に認められる。腹膜透析用カテーテルを紫色で示している。

胃の絞扼バンド

　胃の絞扼バンドは**ふくらますことのできるリング状**の道具で，胃の上部周囲に**外科的に挿入**する。これは高度肥満の治療として行われる。絞扼バンドによって胃を小さくし，一気に食物の消費量を制限できる。ふくらむリングには小さなアクセスポートがつけられ，経時的にバンドのサイズを調整できるよう皮下に留置されている。

EXAMPLE

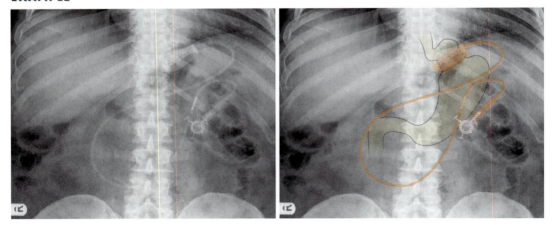

図 122　胃の絞扼バンドを示した腹部単純 X 線写真　加圧リングが上腹部に認められる（これは正しい場所に存在）。チューブがアクセスポートからリングに連続している。加圧リングとチューブはオレンジ色，アクセスポートをピンク色で示している。胃が存在すると思われる部位を薄い茶色で示している。

経皮的内視鏡下胃瘻造設術(PEG)，X 線透視下胃瘻造設術(RIG)

胃瘻は患者の腹壁を通して胃の中に入れるチューブである。経口摂取が安全かつ十分に行えないとき栄養を補うために用いられる。PEG は内視鏡補助下で挿入される。RIG は X 線透視下で挿入される。

EXAMPLE

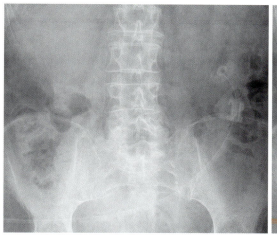 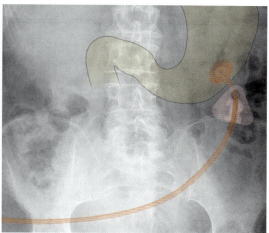

図 123　**胃瘻チューブを示した腹部単純 X 線写真**　チューブが写真の下側を横切っている。これは患者の体外に存在するチューブであり，三角形の固定装置は皮膚の入口部に，円形の先端は胃内にある。胃瘻をオレンジ色，三角形の固定装置をピンク色，胃があると思われる部位を薄い茶色で示している。

ストーマパウチ

ストーマ(人工肛門)は腹部に外科的につくられるものであり，腸管と外の環境とが連絡している状態である。おもに，**イレオストミー**(回腸ストーマ造設)，**コロストミー**(結腸ストーマ造設)，**ウロストミー**(尿路ストーマ造設)の3種類がある。便や尿はストーマパウチ(袋)に集められ，体外へストーマを介して排泄される。単純X線写真で**濃度の高いリング状の構造物**をみたら，それはストーマ周囲の皮膚に取り付けられたストーマパウチの付着部分である。

EXAMPLE

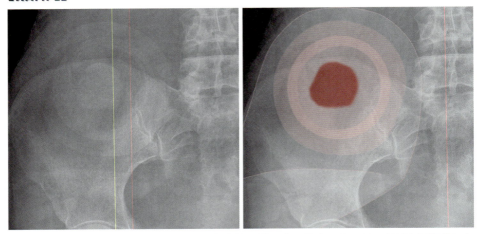

図124 ストーマパウチを示した右下腹部単純X線写真 濃度の高いリングが右下腹部に存在しており，皮膚に接着しているストーマパウチである。ストーマそのものはストーマパウチのリング内の高濃度領域として認められる。ストーマパウチをピンク色，ストーマを赤色で示している。

ステント

ステントは**自然な排泄を促す**ために挿入される**チューブ**であり，閉塞を予防したり流れを改善する。よく使われているステントを例として以下に示す。

胆管ステント

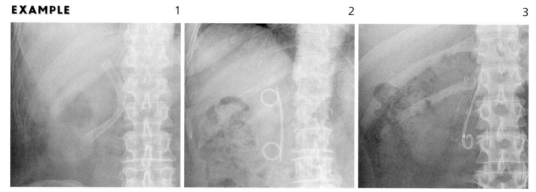

図125 **胆管ステントを示した3症例の右上腹部単純X線写真** 胆管ステントは総胆管や肝管に留置され上腹部の中央より右側にみえる。金属ステント（1），プラスティックステント（2），金属とプラスティックのステント（3）を示している。

ダブルJ尿管ステント

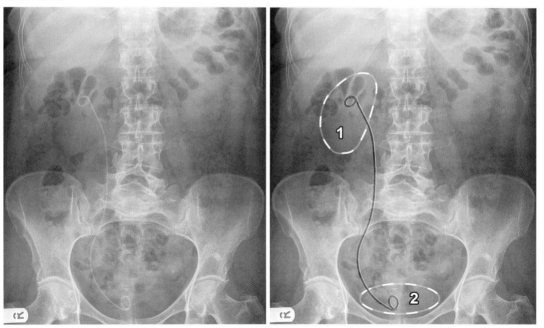

図126 **右尿管内に存在するダブルJ尿管ステントを示した腹部単純X線写真** 近位端はループ状に巻きあがっており腎盂に，遠位端はループをつくって膀胱内に留置されている。"ダブルJ"という名前は，両方の先端が小さなコイル状をしているためである。ダブルJステントを紫色，右腎の輪郭（1）は白の破線，膀胱とみられる輪郭（2）も白の破線で示している。

十二指腸ステント

EXAMPLE

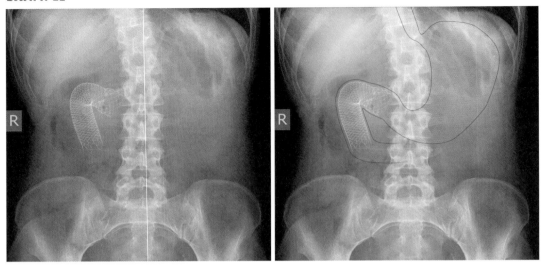

図127　十二指腸ステントを示した腹部単純X線写真　腹部の右側に金属ステントが認められ，十二指腸に一致している。ステントの形状から，十二指腸の球部および下行部に存在しているのがわかる。閉塞をきたす腫瘍性病変による十二指腸の狭小化を防ぐために挿入されたものと思われる。肝弯曲部に留置する大腸ステントも類似した形状を示すと考えられる。胃と十二指腸を薄い茶色で示している。

大腸ステント

EXAMPLE

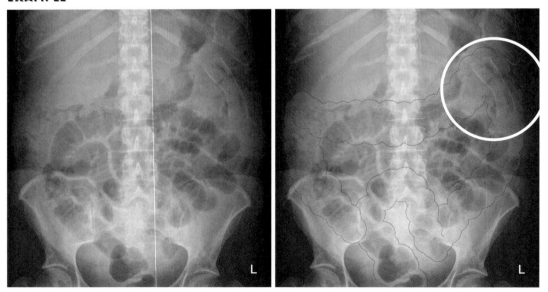

図128　大腸ステントを示した腹部単純X線写真　金属ステントが腹部の左側，脾弯曲部に位置している。閉塞をきたす腫瘍性病変から大腸の狭小化を防ぐために挿入されたものと思われる。大腸の位置を薄い茶色，ステントの位置を白の円で囲んでいる。

動脈ステント

腹部大動脈瘤ステントグラフト内挿術（EVAR）は**腹部大動脈瘤**の治療として使用される**血管内手術**の一種である。ステントグラフトは血流をよくするために大動脈の内腔に留置され，大動脈へかかる圧を減らし，瘤の破裂を防ぐ（破裂すると死亡率は高い）。

EXAMPLE 1

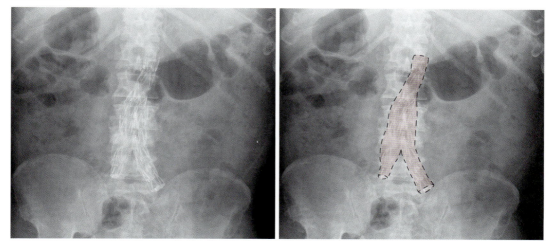

図129　腹部大動脈内にEVARステントグラフトを留置した腹部単純X線写真　この症例ではエンドグラフトが大動脈から左右の総腸骨動脈に分かれて広がっている。ステントグラフトを明るい赤色で示している。

EXAMPLE 2

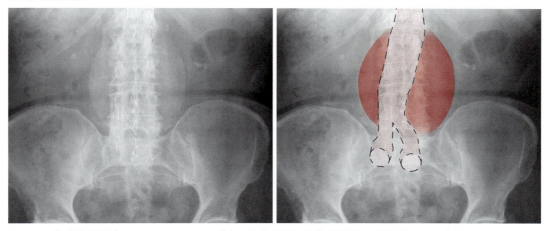

図130　腹部大動脈内にEVARステントグラフトを留置した腹部単純X線写真　この症例では，エンドグラフトが大動脈から左右の総腸骨動脈に分かれて広がっている。部分的に石灰化した腹部大動脈瘤の辺縁も認められる。ステントグラフトを明るい赤色，腹部大動脈瘤を赤色で示している。

下大静脈フィルター

下大静脈（IVC）フィルターは**傘状のワイヤー**でできた構造物で，IVC に留置する。大きくて生命をおびやかしうる**肺塞栓**のリスクを下げることを目的に行う。ワイヤーがあることで血液や小さな血栓は通過するが，大きな血栓は肺動脈へ到達しない。IVC フィルターは抗凝固療法が禁忌な場合しばしば使用される。

EXAMPLE 1

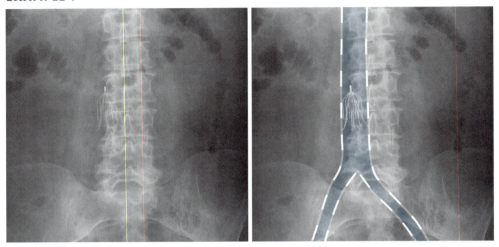

図 131　IVC フィルターを示した腹部単純 X 線写真　傘状のワイヤー構造物が IVC の存在する中央やや右側に存在する。IVC（通常みえない）の位置を青色で白の輪郭をつけて示している。

EXAMPLE 2

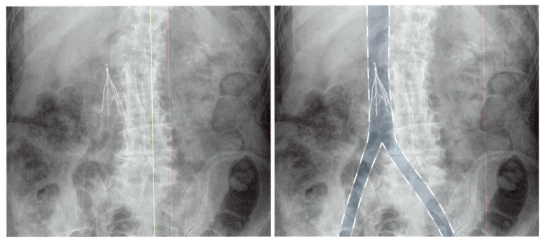

図 132　IVC フィルターを示した腹部単純 X 線写真　上の写真と異なる症例である。傘状のワイヤー構造物が IVC の存在する中央やや右側に存在する。IVC（通常みえない）の位置を青色で白い輪郭をつけて示している。

子宮内避妊リング

子宮内避妊リング（IUD）は小さな装置で，しばしば"**T字型**"をしている。これを子宮内に挿入する。IUDには通常，銅を含有するタイプ，レボノルゲストレル（黄体ホルモンの一種）を放出するタイプがあり，**長期間作用する**。可逆的な避妊法として用いられる。

EXAMPLE

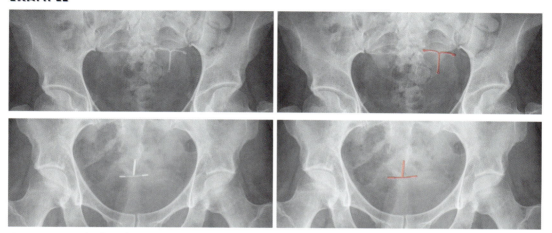

図133　IUDが骨盤腔内に挿入されている腹部単純X線写真の2症例　"T字型"が典型的である。IUDを赤色で示している。

ペッサリー

医療器具であり，**腟に挿入**し骨盤内臓器の支持，または薬物投与経路として用いる。ペッサリーにはさまざまな形や大きさのものがあるが，最も一般的なのは**リング状**である。写真では骨盤に重なる円形のリング状の構造物として認められる。

EXAMPLE

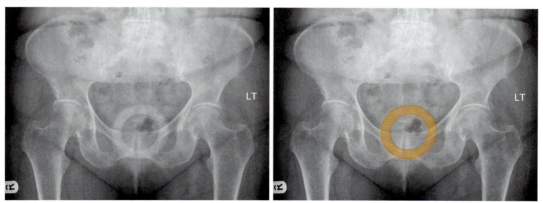

図134　リング状のペッサリーを示した腹部単純X線写真　円形のリング状の濃度上昇域が骨盤腔に認められる。ペッサリーをオレンジ色で示している。

異物 foreign body

　腹部単純 X 線写真上でみつかる異物の大きさと数はさまざまであり，そのパターンはほぼ無限にあるといってよい。注意すべきポイントは以下のとおり。

- 腹部にみられるアーチファクト（人工物）は実際は体の外に存在しているのかもしれない。衣類に付着している金属，患者のポケットに入っているものなどをさす。
- バッテリー（乾電池など）は腐食性で，腸管壁の粘膜に傷害を与えるため，取り出さなければならない重大な異物である。幸いにも乾電池などは濃度が高く指摘するのは容易である。
- 磁石の誤飲は危険を伴う。2 つ以上の磁石を同時に飲み込んだ場合，もしくは磁石と他の金属が接着した場合，小腸ループがそれらにはさまって腸管穿孔の原因となる。
- 通常，ガラスは腹部単純 X 線写真で視認できる。
- 患者はもっともらしい説明をしながら，さまざまな異物を飲み込んだり，挿入している。このことに驚かないように！

外科用ガーゼの遺残

EXAMPLE

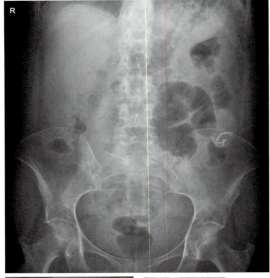
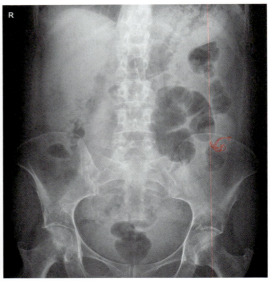
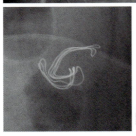
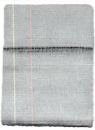

図 135　外科用ガーゼの遺残を左腸骨窩に認めた腹部単純 X 線写真　外科用ガーゼを赤色で示している。外科用ガーゼには通常 X 線で同定できる糸が含まれており，単純 X 線写真でみえるようになっている。下右側の写真は，折りたたまれた外科用ガーゼである。X 線不透過性の黒い糸がみえる。

異物の誤飲

EXAMPLE

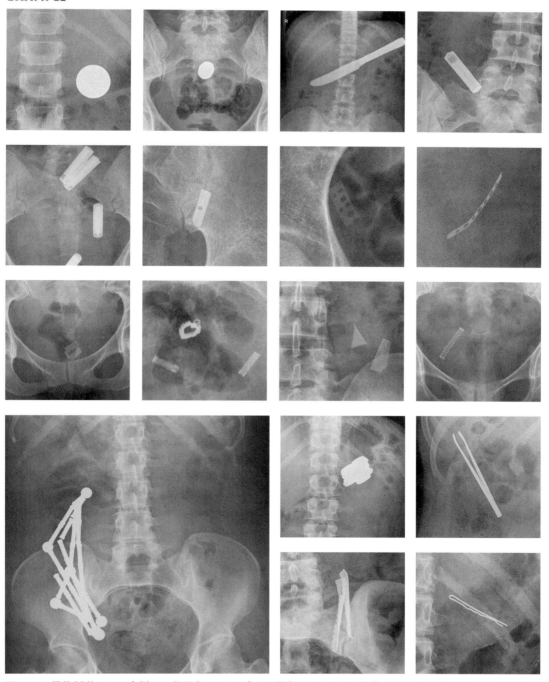

図 136　異物誤飲の 17 症例　1 段目左から 1 ポンド硬貨，50 ペンス硬貨，ナイフ，乾電池。2 段目左から乾電池，刃，カミソリの刃（2 つの異なる所見に注目）。3 段目左からカミソリの刃，ハート型のペンダントヘッド（と避妊用クリップ），ガラスの破片（ガラスは単純 X 線写真でしばしばみえる），ペン内部にあるバネ。左下の写真は棒と玉でできた磁石のおもちゃの一部。4 段目左から磁石の塊，ピンセット。5 段目左から壊れたヘアクリップ，ヘアピン。

EXAMPLE

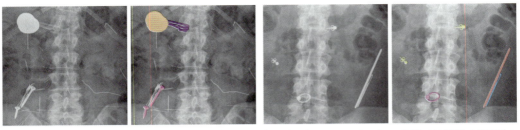

図137 さまざまな異物の誤飲を示した2症例　異物を色づけしている。左の症例では複数の硬貨(オレンジ色)，ねじ(ピンク色)，ヘアピン(紫色)，多数の針とワイヤーがみえる。右の症例では2つのピアス(黄色)，指輪(ピンク色)，棒(赤色)，針(青色)がみえる。

直腸異物

EXAMPLE 1

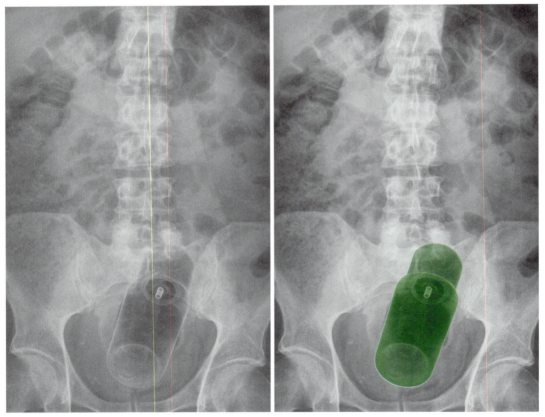

図138　直腸に挿入された髭剃り後用化粧水の缶を示した腹部単純X線写真　缶を緑色で示している。

EXAMPLE 2, 3

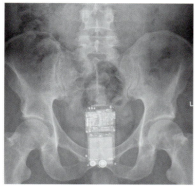
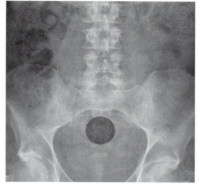

図139　直腸異物の2症例　左の写真では携帯電話が骨盤下部に認められる。これは患者の直腸に挿入されたものであり，摘出に医療処置が必要であった。骨盤腔内に丸い透過性の高い異物を認める。これはピンポン玉である。

EXAMPLE 4

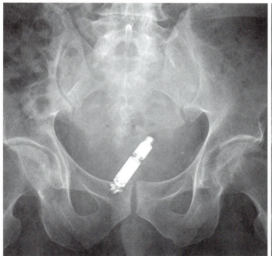
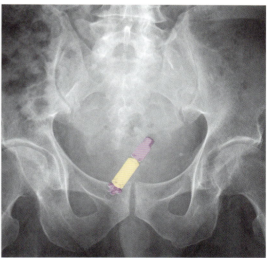

図140　患者の直腸に引っかかってとれなくなったバイブレーターを示した骨盤単純X線写真　バイブレーターを紫色，乾電池をオレンジ色で示している。

衣類のアーチファクト

EXAMPLE

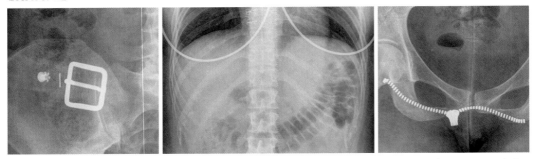

図 141　衣類のアーチファクトを示した 3 症例　左から順に，ベルトのバックル，ブラジャー，ズボンのファスナーである。これらは撮影前に取りはずすべきである。

ピアス

臍ピアス

EXAMPLE

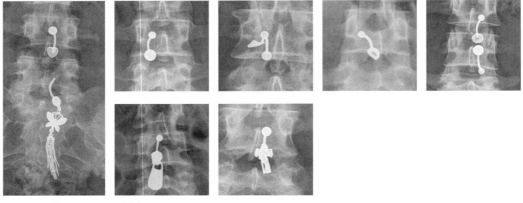

図 142　臍ピアスの 7 症例

陰核や陰茎のピアス

EXAMPLE

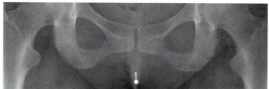

図143　陰核にあるピアスを示した女性の下部骨盤単純X線写真

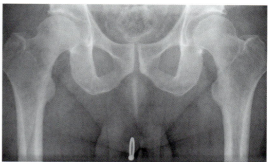

図144　陰茎にあるピアスを示した男性の下部骨盤単純X線写真

そして舌ピアスをうっかり飲み込んでしまった例……。

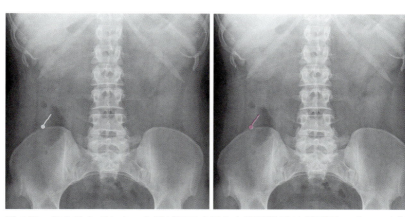

図145　飲み込んでしまった舌ピアスを示した腹部単純X線写真　ピアスは右下腹部に認められ，おそらく大腸に存在している。舌ピアスをピンク色で示している。

ボディパッカー

　ボディパッカーとは**消化管**の中に**違法薬物**を隠して密輸する人をさす。彼らはときに「飲み込み屋」，「体内運搬人」，「ラバ」とも呼ばれる。直腸や腟の中に薬袋が挿入される報告もあるが，通常，薬物は風船の中やラテックス製の手袋もしくはコンドームなどにパンパンに詰め込まれ，飲み込まれる。

　薬袋の数は2，3個から200個以上のこともあり，さまざまである。しばしば薬物は**潜在的な致死量**を含んでいることもある。

　写真では薬袋は多数の**楕円もしくは円筒形をなす軟部組織陰影**として認められ，ときに**光の輪のようなガスの辺縁**を伴っていることもある。

NOTE

過去においてほとんどの患者は基本的に外科的処置で薬袋を回収されていた。しかし，薬袋の質が悪く破れてしまうことが多かった。そのため外科的処置は死亡率の高さと明らかな関連性があった。今ではほとんどの患者は，経口腸管洗浄剤の使用によって非侵襲的に対処されている。

EXAMPLE

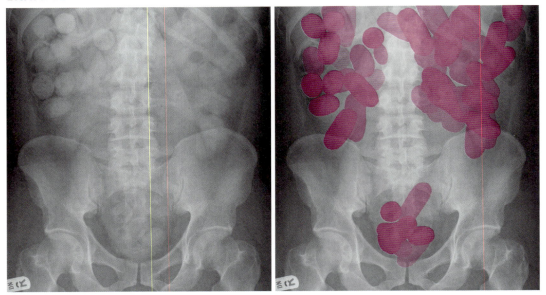

図 146　腹部に認められた多数の楕円もしくは円筒形の軟部組織濃度の薬袋　薬袋に沿って光の輪のようなガスの辺縁がみられる。のちに違法薬物を含んだコンドームがみつかった。全部ではないが軟部組織濃度を示す袋を濃いピンク色で示している。

肺底部 lung base

最後に，肺底部を観察することは重要である（みえている場合は）。特に，以下の所見を探す。
- **転移**：肺底部に円形の濃度上昇域がみえる。
- **コンソリデーション**：斑状の濃度上昇域が肺底部にみえる。コンソリデーションが右の肺底部にあれば（肺炎を示唆），患者の右上腹部痛の説明がつくかもしれない。
- **大量の胸水や肺の虚脱**：肺底部の片方が真っ白になる。

EXAMPLE 1

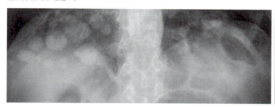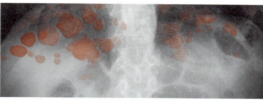

図 147　肺転移を示した上腹部単純 X 線写真　多数の円形の濃度上昇域が肺底部に認められる。多発性肺転移である。肺転移を赤色で示している。

EXAMPLE 2

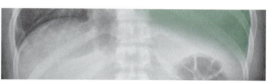

図 148　肺底部の濃度上昇を示した上腹部単純 X 線写真　左肺底部は右肺底部と比較してガス像（暗い色）が消失している。可能性としては左胸水もしくは左肺の虚脱を考える。左肺底部の白い領域を緑色で示している。

アセスメントテスト：問題

　以下にあげた問題は，腹部単純X線写真を説明でき，異常所見を認識できているかどうか読者自身への腕試しである。これらはOSCEやVivaStationと同じフォーマットで作成し，多肢選択式問題はなく，可能な限りそれらに近づけた。全部で16問あり，基本的な腹部単純X線写真をもとにしている。写真について説明する際は，前述したABCDEアプローチを用いることを忘れないようにする。また，単一の単純X線写真に**2つ以上の異常所見**があることも念頭におく。

　各問題のa) はABCDEを用いて単純X線写真を正しく読影しているか，また同時に異常所見を認識しているかをテストする。b) およびc) はOSCEで行われているであろう典型的な質問であり，本書から学んだことをテストしているわけではない。これらは患者の病態に関連した包括的な知識についてテストもしくは指導することを意識して作成した。

　解答は106〜113ページを参照してほしい。

> **NOTE**
> 患者のイニシャルはフィクションで，年齢と撮影日時は不明であるが，問題に影響するものではない。

例題と解答

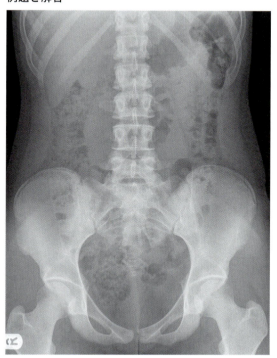

a) この写真について説明せよ。
　これはVBさんの腹部単純X線写真正面像である。この単純X線写真は匿名化されており，撮影日時は明らかにされていない。恥骨結合はこの写真に含まれているが，横隔膜はみえない。理想的には両側の横隔膜がみえることが望ましい。
A：遊離ガスは認めない。
B：腸管ガスパターンは正常範囲内である。
C：腹部に石灰化は認めない。
D：骨折や骨の異常は認めない。
E：外科の手術歴，医療用デバイス，異物は認めない。

まとめると，これは正常の腹部単純X線写真である。

図149　VBさん，女性

問題 1

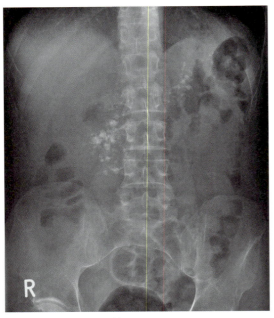

図 150　CF さん，男性

a）この写真について説明せよ．
b）診断は？
c）原因として最も考えられるものは？

問題 2

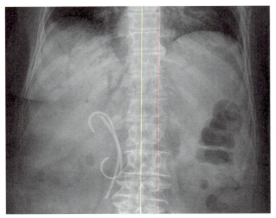

図 151　WC さん，男性

a）この写真について説明せよ．
b）患者が受けた処置を 2 つあげよ．
c）この処置による合併症を 2 つあげよ．

問題 3

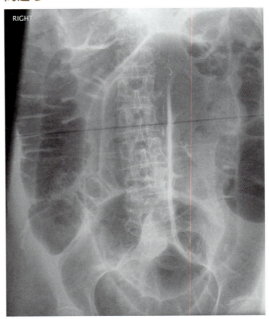

図 152　JV さん，女性

a）この写真について説明せよ．
b）どの年齢群（若年者もしくは高齢者）がこのような病態を起こしやすいか？
c）最初の治療は何か？

問題 4

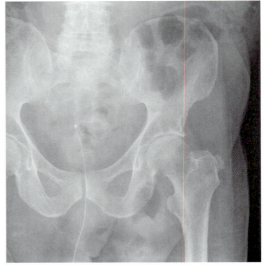

図 153　JS さん，男性

a）この写真について説明せよ．
b）診断で可能性が高いのは？
c）合併症をあげよ．

問題 5

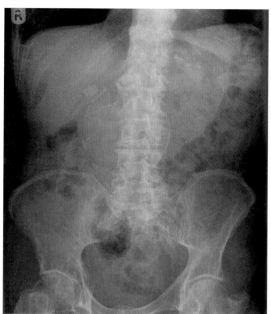

図154　RS さん，男性

a）この写真について説明せよ。
b）腹部大動脈瘤はどれくらいの大きさで自然破裂のリスクがあり，開腹もしくは腹部大動脈瘤ステントグラフト内挿術（EVAR）の適応になるか？

問題 6

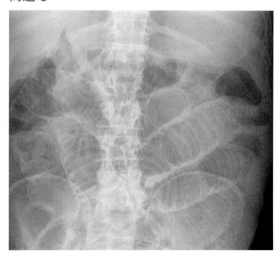

図155　NC さん，男性

a）この写真について説明せよ。
b）診断は？
c）最初の治療計画は？

問題 7

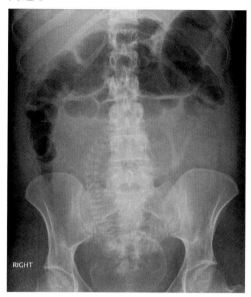

図156　VN さん，女性。重度の腹痛が 8 時間持続

a）この写真について説明せよ。
b）この撮影の前にすべきであったことは何か？
c）患者は妊娠していることに気づいていなかった。つぎに行うべき検査は？

問題 8

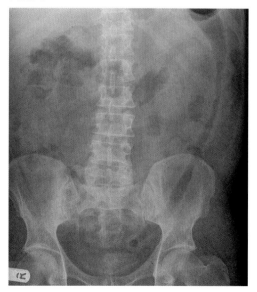

図157　MB さん，女性

a）この写真について説明せよ。
b）異常をきたす原因を 3 つあげよ。
c）起こりうる合併症を 2 つあげよ。

問題 9

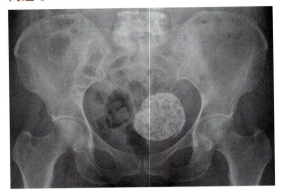

図 158　MH さん，女性

a) この写真について説明せよ。
b) 何がみえているか？
c) どの民族に最もよくみられるか？

問題 11

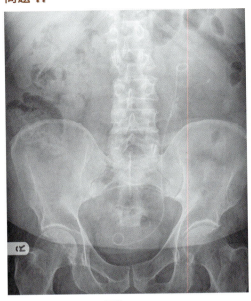

図 160　RR さん，男性

a) この写真について説明せよ。
b) このステントの適応を 2 つあげよ。

問題 10

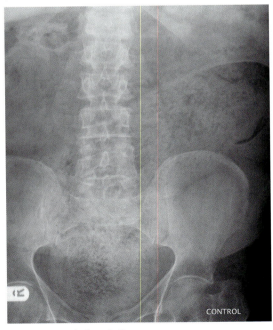

図 159　KH さん，女性

a) この写真について説明せよ。
b) なぜ患者は下痢を起こすのか？
c) 起こりうる合併症を 2 つあげよ。

問題 12

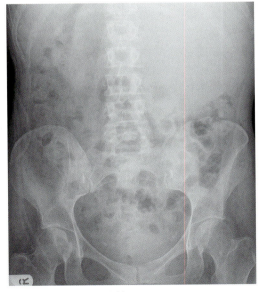

図 161　AT さん，女性

a) この写真について説明せよ。
b) この所見で最も考えられる原因を 2 つあげよ。
c) つぎに必要な検査は何か？

問題 13

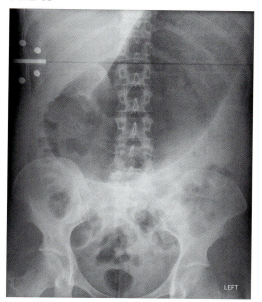

図 162　NM さん，女性

a）この写真について説明せよ。
b）この所見で考えられる原因を 2 つあげよ。
c）この所見が二次的な腸閉塞であった場合，閉塞部として考えられるのはどこか？

問題 15

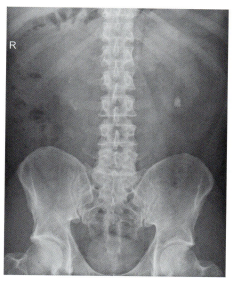

図 164　ST さん，男性

a）この写真について説明せよ。
b）この所見から予測される病態は何か？
c）治療方法を 1 つあげよ。

問題 14

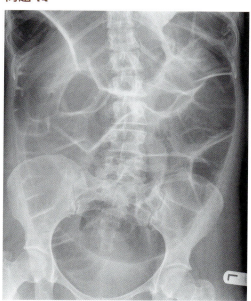

図 163　MS さん，女性

a）この写真について説明せよ。
b）この所見を呈する可能性のある原因を 2 つあげよ。

問題 16

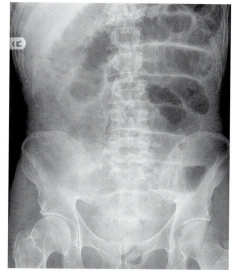

図 165　EA さん，女性。腹痛と嘔吐が 24 時間持続

a）この写真について説明せよ。
b）患者は腹部の外科手術の既往がある。この異常の原因として考えられるのは？
c）最初にすべき治療は何か？

アセスメントテスト：解答

解答 1

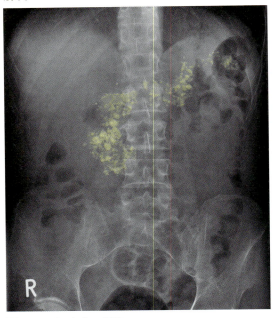

図 166　CF さん，男性

a) これは CF さんの腹部単純 X 線写真正面像である。写真は匿名化されており，そのため検査日時は明らかにされていない。両側の横隔膜はこの写真に含まれているが，恥骨結合はみえない。理想的には恥骨結合がみえることが望ましい。
　A：遊離ガスは認めない。
　B：腸管ガスパターンは正常範囲内である。
　C：多数の不整形の石灰化が腹部正中線を横切るように集簇している（黄色）。これらは膵臓を大まかに形づくっている。
　D：骨折や骨の異常は認めない。
　E：外科の手術歴，医療用デバイス，異物を認めない。

まとめると，これは膵石灰化症を示した異常な腹部単純 X 線写真である。

b) 慢性膵炎とその石灰化（膵石灰化）
c) 慢性膵炎の原因はアルコール乱用である。

解答 2

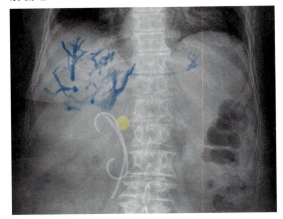

図 167　WC さん，男性

a) これは WC さんの腹部単純 X 線写真正面像である。写真は匿名化されており，そのため検査日時は明らかにされていない。両側の横隔膜はこの写真に含まれているが，恥骨結合はみえない。理想的には恥骨結合がみえることが望ましい。
　A：分枝状の線状陰影が肝臓に重なって（暗い青色），肝門部に向かって大きく目立っている。
　B：腸管ガスパターンは正常範囲内である。
　C：円形の石灰化濃度（黄色）を右上腹部に認める。部位を考慮すると胆嚢結石が考えられる。
　D：第 3 腰椎（L3）の楔状圧迫骨折を認める。
　E：胆道ステントと思われる 2 本の短いステントが中央右側に存在している。

まとめると，これは肝内胆管にガス像，胆嚢結石，2 本の胆道ステント，楔形の圧迫骨折を L3 に認める異常な腹部単純 X 線写真である。

b) 以下が考えられる。
・胆嚢結石が胆道内に入ることの予防もしくは軽減
・膵臓の悪性疾患による胆管閉塞の予防もしくは軽減

c) 合併症として以下が考えられる。
・総胆管や十二指腸の穿孔
・上流の胆管炎（感染）
・膵炎

解答 3

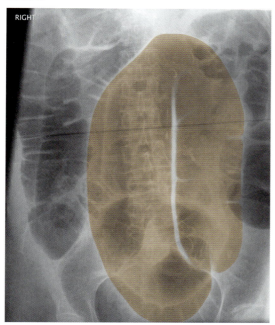

図 168　JV さん，女性

a）これは JV さんの腹部単純 X 線写真正面像である。写真は匿名化されており，そのため検査日時は明らかにされていない。両側の横隔膜，恥骨結合はみえない。理想的には両側の横隔膜，恥骨結合ともにみえることが望ましい。

A：遊離ガスは認めない。
B：コーヒー豆様の拡張した腸管ループ（茶色）が正中線を越えて右の上腹部に広がっている。全体的にこのループのハウストラが消失している。本来であれば，この腸管の拡張ループは辺縁に存在し，ハウストラを内部に認めるはずである。
C：異常な石灰化は認めない。
D：骨折や骨の異常は認めない。
E：外科の手術歴，医療用デバイス，異物は認めない。

まとめると，これは S 状結腸捻転であり，上行結腸，横行結腸，下行結腸の拡張を伴った異常な腹部単純 X 線写真である。

b）高齢者に多い。たいてい慢性便秘の既往がある。
c）患者の心血管系の状態を評価し，輸液する。直腸からチューブ（例：デニス™ コロレクタルチューブ）を挿入し拡張腸管の減圧を行う。

解答 4

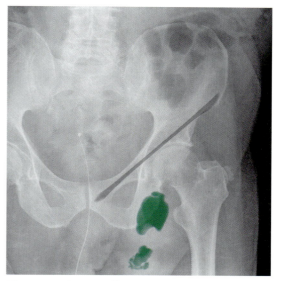

図 169　JS さん，男性

a）これは JS さんの腹部単純 X 線写真正面像である。写真は匿名化されており，そのため検査日時は明らかにされていない。恥骨結合はこの写真に含まれているが，横隔膜と上腹部はみえない。理想的には両側の横隔膜がみえることが望ましい。

A：遊離ガスは認めない。
B：ガスによって満たされた腸管ループ（緑色）が左鼠径部に存在している。左閉鎖孔の外下方で鼠径靱帯（灰色）の下に存在している。
C：異常な石灰化は認めない。
D：骨折や骨の異常は認めない。
E：尿道カテーテルを認める。

まとめると，これは左鼠径ヘルニアと尿道カテーテルを確認できる腹部単純 X 線写真である。

b）大きな左鼠径ヘルニアである。鼠径ヘルニアは男性患者では大腿ヘルニアより高頻度に認める。
c）正解として以下がある。
- 閉塞―ヘルニアとして脱出している腸管ループがヘルニア門でとらえられ，きつくはさまれる。そうなると腹壁を介して突出するようになる。つまり腸管ループは閉塞していることになる。
- 絞扼―まれではあるが，ヘルニアが腸管をきつくとらえ，腸管の血流が途絶えることがある。これは重大な合併症であり，腸管壊死や腸管穿孔，腹膜炎になる。治療しなければ死亡する。

解答 5

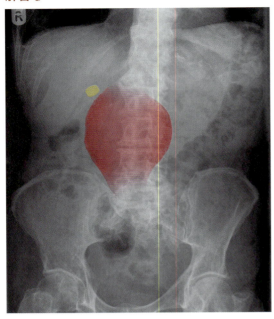

図 170　RS さん，男性

a）これは RS さんの腹部単純 X 線写真正面像である。写真は匿名化されており，そのため検査日時は明らかにされていない。両側の横隔膜はこの写真に含まれているが，恥骨結合はみえない。理想的には恥骨結合がみえることが望ましい。

- A：遊離ガスは認めない。
- B：腸管ガスパターンは正常範囲内である。
- C：大きく拡張した血管構造物を中央に認める。血管壁の石灰化（赤色）も認める。これは直径 3 cm 以上ある。境界明瞭で多角形の石灰化濃度を右上腹部に認める。胆嚢結石（黄色）である。その他に線状の石灰化も左上腹部に認める。"Chinese dragon" 様と呼ばれる石灰化所見で，蛇行した脾動脈の壁を裏打ちしている。
- D：脊椎の変性を認める。
- E：外科の手術歴，医療用デバイス，異物を認めない。

まとめると，これは腹部大動脈瘤と右上腹部の胆嚢結石，腰椎の変性を認める異常な腹部単純 X 線写真である。脾動脈の石灰化も偶発的に認める。

b）5.5 cm 以上。このサイズで大動脈瘤破裂のリスクがあり，手術のリスクも高くなる。治療が勧められる。

解答 6

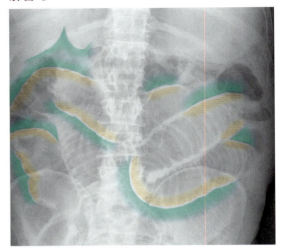

図 171　NC さん，男性

a）これは NC さんの腹部単純 X 線写真正面像である。写真は匿名化されており，そのため検査日時は明らかにされていない。恥骨結合と両側の横隔膜のどちらもこの写真ではみえない。理想的にはどちらもみえることが望ましい。

- A：腸管壁の両側にガス像が裏打ちして認められる（腸管の内腔を茶色，遊離ガスをターコイズブルーで示している）。これは Rigler 徴候と呼ばれる所見である。
- B：ガスが充満した腸管ループを中央に多数認める。小腸の襞を多数のループに認める。小腸の直径は 3 cm 以上あり小腸ループの拡張を示唆する。
- C：異常な石灰化は認めない。
- D：骨折や骨の異常は認めない。
- E：外科の手術歴，医療用デバイス，異物は認めない。

まとめると，腹腔内ガスと小腸の拡張ループが指摘できる異常な腹部単純 X 線写真である。

b）腸管穿孔

c）患者の臨床状態を評価し，必要に応じて回復させる。至急，患者を一般外科に紹介する。静脈確保し NG チューブを入れ絶飲食とする。広域抗菌薬と鎮痛薬を投与する。患者が落ち着いていれば，CT での原因検索を考慮する。

解答 7

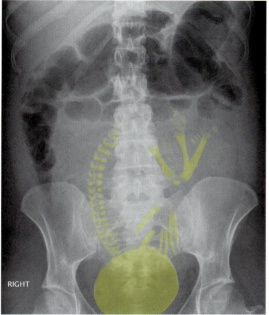

図172　VNさん，女性。重度の腹痛が8時間持続

a) これはVNさんの腹部単純X線写真正面像である。写真は匿名化されており，そのため検査日時は明らかにされていない。恥骨結合と両側の横隔膜のどちらもこの写真ではみえない。理想的にはどちらもみえることが望ましい。
　A：遊離ガスは認めない。
　B：腸管ガスパターンは正常範囲内である。
　C：胎児と思われる異常な石灰化（黄色）を認める。胎児の脊椎を中央右側に認める。胎児の下肢は腹部の中央に，上肢は仙骨部分に，頭蓋は骨盤に認められる。
　D：骨折や骨の異常は認めない。
　E：外科の手術歴，医療用デバイス，異物は認めない。
b) 放射線技師は妊娠の可能性について患者に質問すべきであった。妊娠の有無が不明であれば，妊娠検査薬で確認すべきである。
c) 腹部超音波検査で胎児の評価を行う。

解答 8

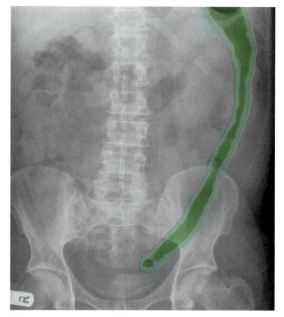

図173　MBさん，女性

a) これはMBさんの腹部単純X線写真正面像である。写真は匿名化されており，そのため検査日時は明らかにされていない。両側の横隔膜はみえない。また恥骨結合は部分的にみえるのみである。理想的には両側の横隔膜，恥骨結合ともにみえることが望ましい。
　A：遊離ガスは認めない。
　B：下行結腸は便塊がなく通常みえるべきハウストラが消失し，「鉛管状」を呈している（緑色）。腸管壁の肥厚も認められる（明るい緑色）。
　C：異常な石灰化は認めない。
　D：骨折や骨の異常は認めない。
　E：外科の手術歴，医療用デバイス，異物は認めない。

まとめると，これは下行結腸の腸管壁の炎症であり，「鉛管状」の所見を呈する異常な腹部単純X線写真である。
b) 正解として以下がある。
・炎症性腸疾患
・腸管虚血
・感染
c) 感染による合併症はさまざまであり腸炎の根本的な原因に依存する。正解として以下がある（これらに限定されるものではない）。
・小腸穿孔
・直腸からの大出血
・結腸狭窄

解答 9

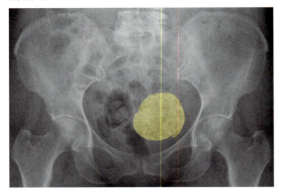

図 174　MH さん，女性

a）これは MH さんの骨盤単純 X 線写真正面像である。写真は匿名化されており，そのため検査日時は明らかにされていない。恥骨結合はこの写真に含まれているが，横隔膜と上腹部はみえない。理想的には両側の横隔膜がみえることが望ましい。
　A：遊離ガスは認めない。
　B：腸管ガスパターンは正常範囲内である。
　C：大きな円形の石灰化（黄色）を骨盤左側に認める。所見は典型的な子宮筋腫の石灰化である。
　D：骨折や骨の異常は認めない。
　E：外科の手術歴，医療用デバイス，異物は認めない。
まとめると，これは大きな子宮筋腫の石灰化であり異常な骨盤単純 X 線写真である。
b）子宮筋腫
c）カリブ系黒人女性（3 倍の高頻度）

解答 10

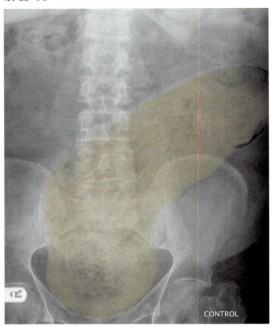

図 175　KH さん，女性

a）これは KH さんの腹部単純 X 線写真正面像である。写真は匿名化されており，そのため検査日時は明らかにされていない。両側の横隔膜はみえない。また恥骨結合は部分的にみえるのみである。理想的には両側の横隔膜，恥骨結合ともにみえることが望ましい。
　A：遊離ガスは認めない。
　B：大量の便塊が骨盤から左上腹部に広がっている。直腸の拡張により起こった宿便である（薄い茶色）。
　C：異常な石灰化は認めない。
　D：骨折や骨の異常は認めない。
　E：外科の手術歴，医療用デバイス，異物は認めない。
まとめると，大量の宿便がある異常な腹部単純 X 線写真である。
b）なかには液状便を閉塞部位（宿便）の周囲から認める患者もいる。これは宿便性下痢と呼ばれる。
c）正解として以下がある。
　・直腸領域の潰瘍や壊死
　・便失禁
　・肛門からの出血

解答 11

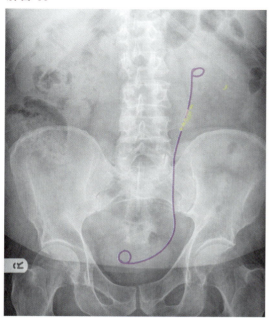

図 176　RR さん，男性

a）これは RR さんの腹部単純 X 線写真正面像である。写真は匿名化されており，そのため検査日時は明らかにされていない。恥骨結合はこの写真に含まれているが，横隔膜と上腹部はみえない。理想的には両側の横隔膜がみえることが望ましい。

A：遊離ガスは認めない。
B：ガスパターンは正常範囲内である。
C：多数の小さな石灰化濃度（黄色）が腰椎の左側に認められる。これらは尿管の走行に一致して存在しており，尿管結石で矛盾がない。"steinstrasse（stone street）石の道"という言葉は，このような所見のときに用いる。しばしば破砕術のあとでみられる。小さな石灰化濃度は左腎の下極にも認められる。左腎結石である（黄色）。
D：骨折や骨の異常は認めない。
E：ダブル J 尿管ステント（紫色）を左尿管に認める。

まとめると，左尿管結石と左腎下極に結石，ダブル J 尿管ステントが左尿管に認められる，異常な腹部単純 X 線写真である。

b）おもな適応は以下である。
・閉塞性尿路疾患を改善
・術後の尿管の回復や尿管狭窄の予防

解答 12

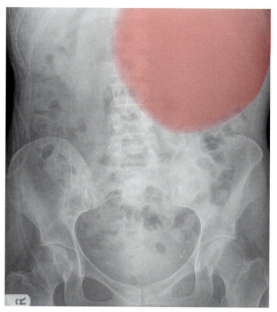

図 177　AT さん，女性

a）これは AT さんの腹部単純 X 線写真正面像である。写真は匿名化されており，そのため検査日時は明らかにされていない。恥骨結合はこの写真に含まれているが，横隔膜はみえない。理想的には両側の横隔膜がみえることが望ましい。

A：遊離ガスを認めない。
B：腸管ガスパターンは正常範囲内である。
C：異常な石灰化は認めない。
D：大きな円形の軟部組織（赤色）が左上腹部に認められる。腸管ループは下方および中央へ偏位している。
E：外科の手術歴，医療用デバイス，異物は認めない。チューブのいくつかが右側の辺縁に認められるが，これは患者の体の外にあると考えられる。

まとめると，これは大きな軟部腫瘤が左上腹部に存在する異常な腹部単純 X 線写真である。

b）軟部腫瘤の存在部位から言って，脾腫あるいは左腎腫瘍が考えられる。

c）腹部超音波検査が望ましく，比較的速やかに検査すべきであり，放射線検査はこれ以上必要ない。腹部超音波検査で腫瘤が診断できなければ，腹部および骨盤の造影 CT がつぎの検査として選択される。

解答 13

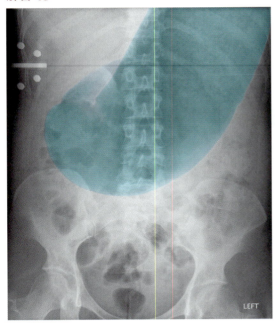

図 178 NM さん，女性

a）これは NM さんの腹部単純 X 線写真正面像である。写真は匿名化されており，そのため検査日時は明らかにされていない。両側の横隔膜と恥骨結合のどちらもこの写真ではみえない。理想的にはどちらもみえることが望ましい。
- A：遊離ガスは認めない。
- B：上腹部に胃の形をした拡張した消化管ループを認める（明るい青色）。
- C：異常な石灰化は認めない。
- D：骨折や骨の異常は認めない。
- E：外科の手術歴，医療用デバイス，異物は認めない。

まとめると，ガスで拡張した胃を認める異常な腹部単純 X 線写真である。

b）腸閉塞（例：悪性病変や十二指腸潰瘍瘢痕などが原因）もしくは呑気症（例：苦痛にあえぐ患者，非侵襲的換気療法の副作用）

c）胃の幽門部もしくは十二指腸近位部が疑わしい。遠位腸管は胃や十二指腸の近位部と比べて拡張していないため。

解答 14

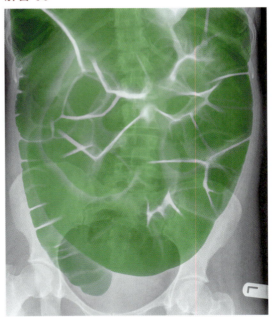

図 179 MS さん，女性

a）これは MS さんの腹部単純 X 線写真正面像である。写真は匿名化されており，そのため検査日時は明らかにされていない。両側の横隔膜はみえず，恥骨結合も部分的にしかみえない。理想的にはどちらもみえることが望ましい。
- A：遊離ガスは認めない。
- B：直径 5.5 cm 以上の拡張した腸管が認められる。ハウストラを伴っており，大腸であることがわかる（緑色）。
- C：異常な石灰化は認めない。
- D：骨折や骨の異常は認めない。
- E：外科の手術歴，医療用デバイス，異物は認めない。

まとめると，大腸の拡張ループを多数伴った異常な腹部単純 X 線写真である。

b）正解として以下がある。
- ・悪性病変：結腸や直腸の癌は成人の大腸閉塞の最も高頻度な原因である。
- ・大腸憩室

他の大腸閉塞の原因として捻転（この写真では捻転の所見はない），宿便（この写真では宿便の所見はない）などが考えられる。

アセスメントテスト：解答

解答 15

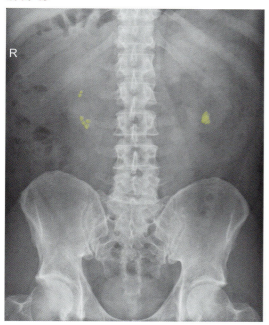

図 180　ST さん，男性

a) これは ST さんの腹部単純 X 線写真正面像である。写真は匿名化されており，そのため検査日時は明らかにされていない。両側の横隔膜，恥骨結合はみえない。理想的にはどちらもみえることが望ましい。
　A：遊離ガスは認めない。
　B：腸管ガスパターンは正常範囲内である。
　C：石灰化濃度（黄色）がいくつか脊椎をはさんで両側に認められる。左側の石灰化濃度は左腎の下極に，右側の石灰化濃度は右腎の中央から下極に認められる。
　D：骨折や骨の異常は認めない。
　E：外科の手術歴，医療用デバイス，異物は認めない。

まとめると，両側腎結石を認める異常な腹部単純 X 線写真である。

b) 正解として以下がある。
　・（慢性的な）尿路感染症
　・副甲状腺機能亢進症
　・高カルシウム尿症
　・シスチン尿症
　・解剖学的な異常（例：馬蹄腎）

c) 正解として以下がある（これらに限定されるものではない）。
　・体外衝撃波結石破砕療法（ESWL）
　・経皮的腎腎盂切石術

解答 16

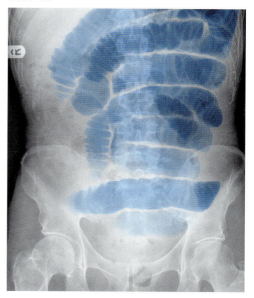

図 181　EA さん，女性。腹痛と嘔吐が 24 時間持続

a) これは EA さんの骨盤単純 X 線写真正面像である。写真は匿名化されており，そのため検査日時は明らかにされていない。恥骨結合はこの写真に含まれているが，横隔膜はみえない。理想的には両側の横隔膜がみえることが望ましい。
　A：遊離ガスは認めない。
　B：ガスの貯留で拡張した腸管ループが中央に集簇して多数存在する（青色）。小腸の襞を多数のループに認める。小腸の直径は 3 cm 以上あり小腸の拡張を示唆する。
　C：異常な石灰化は認めない。
　D：骨折や骨の異常は認めない。
　E：外科の手術歴，医療用デバイス，異物は認めない。

まとめると，小腸の拡張ループを認める異常な腹部単純 X 線写真である。

b) 機械的な小腸閉塞である。癒着により二次的に発生する（英国では最も高頻度である）。

c) "drip and suck"。"drip" は輸液（点滴静注）し，"suck" は NG チューブを挿入し患者を絶飲食にする。至急患者を外科医に紹介する。CT での原因検索を考慮する。腸閉塞が 24〜28 時間以内に回復しなければ外科的治療が適応になる。

用語解説

AXR（abdominal X-ray）：腹部単純 X 線写真

computed tomography：CT を参照

Crohn 病　Crohn's disease：炎症性腸疾患の 1 つ。口腔から肛門にかけて消化管のどこにでも発症する

CT（computed tomography）：X 線を用いて組織の横断像をつくる医用画像技術

ERCP：内視鏡的逆行性胆管膵管造影を参照

EVAR：腹部大動脈瘤ステントグラフト内挿術を参照

foci：（病）巣を参照

IRMER 2000：Ionising Radiation（Medical Exposure）Regulations 2000 の略語。電離放射線（医療被曝）規則。英国の患者のための放射線防護を行う基本的な指針

NG：経鼻胃のを参照

NJ：経鼻空腸のを参照

Oddi 括約筋　sphincter of Oddi：十二指腸下行部の Vater 膨大部に存在する筋肉の弁。消化液（胆汁および膵液）の流れを調整する

PACS（パックス）：画像保管・電送システムを参照

Rigler 徴候　Rigler's sign："double-wall sign" としても知られる。ガスが腸管壁の内外に存在することを意味する放射線学的所見。腹腔内ガスがあることを意味する

Rigler の三徴　Rigler's triad：胆石イレウスの 3 つの放射線学的所見。胆道気腫，小腸閉塞，胆嚢結石

X 線写真　radiograph：レントゲン写真

X 線透視　fluoroscopy：X 線を用いて腸管の動いている画像を即時に観察する技術

悪性　malignancy：癌細胞が体の他の部位へ広がったり（転移），他の組織へ浸潤・破壊すること

イオン化（電離）　ionisation（複数形は ionisations）：中性の原子または分子が電子を得るか失うことで，陽性もしくは陰性の電荷をもつこと。電離放射線は体内組織もしくは他のものを通過していく際にイオン化を生じる。イオン化は細胞死や変異を起こしうる

医原性の　iatrogenic：検査や治療によって引き起こされること

胃腸の　gastrointestinal：胃や腸に関連すること

胃不全麻痺　gastroparesis：胃からの排泄が遅れること

異物　foreign body：体外由来の物質

胃壁の皺　rugae（of the stomach）：胃の粘膜面にある大きな襞

イレウス　ileus：消化管の正常な推進力が破壊されている状態（蠕動不良）

上の　superior：場所や位置がより高いこと。下のの反対語

壊死性腸炎　necrotising enterocolitis（NEC）：未熟児の小腸に発症する急性の炎症性疾患。腸管組織の壊死が後発する

壊疽　gangrene：血流が途絶えることで引き起こされる体組織の局所的壊死や分解

遠位の　distal：起点となる構造物や付着部から遠い，あるいは最も遠いこと

円周の　circumferential：周辺を取り囲むこと

炎症　inflammation：感染や外傷に対する生きた組織の反応。特徴的な所見として発熱，発赤，腫脹，疼痛などがある

横隔膜　diaphragm：胸腔と腹腔を分ける筋肉性の膜で，吸気時に使うおもな筋肉

外側の　lateral：中央から離れた脇のこと

開腹　laparotomy：外科的な手技であり，大きな切開を腹壁から腹腔内に入れていくこと

海綿腎　medullary sponge kidney：腎臓の先天奇形。集合管の嚢胞状拡張であり，多くの患者で腎石灰化症をきたす

回盲弁　ileocecal valve（Bauhin 弁）：盲腸と回腸の間にある生理学的な弁。大腸から小腸へ腸管内容物が逆流するのを防ぐ

潰瘍性大腸炎　ulcerative colitis：炎症性腸疾患の 1 つ。大腸と直腸のみに炎症を起こす

拡張　dilatation：広がること，もしくは引きのばされること

画像保管・電送システム　picture archiving and communication system（PACS）：コンピュータベースのデジタル画像の保管システム。このシステムができてフィルムの必要がなくなった

カテーテル　catheter：体内に挿入する空洞の

チューブ。液体を体内に入れる，もしくは体内から抜くために用いる

鎌状靱帯　falciform ligament：肝臓と前腹壁を結ぶ靱帯。臍静脈の遺残物である

顆粒状の　granular：小さな穀物や粒子などに類似する

癌　carcinoma：上皮組織由来の悪性腫瘍

癌化　carcinogenesis：正常細胞が癌細胞に変化すること

器官形成　organogenesis：臓器の発達や形成

気腫性の　emphysematous：臓器，または体の一部が空気もしくは他のガスなどで異常に拡張した状態

偽ポリープ　pseudopolyps：潰瘍のある大腸の粘膜が正常粘膜を周囲に取り囲み「島」状にみえ，ポリープに類似する

仰臥位　supine：背を下に，顔を上にして寝ること

狭窄　stricture：消化管や血管が異常に狭く，細くなること。通常は炎症，または外部からの圧迫や瘢痕などで発生する

胸水　pleural effusion：胸腔内に溜まった液体

虚血　ischaemia：臓器や組織の血流供給不足。血管の途絶によって発生する

巨大結腸症　megacolon：**中毒性巨大結腸症**を参照

季肋部　hypochondrium：腹部の上外側領域。左右肋軟骨の下部

近位の　proximal：中心，中央に近いこと，または起点となる構造物や付着部から近いこと

均質の　homogenous：構造や構成が一様であること

筋腫　fibroid：**子宮筋腫**を参照

憩室　diverticulum（複数形は diverticula，形容詞は diverticular）：腹壁から発生する，盲端で終わる異常な袋状の構造物であり，中は空洞か液体で満たされている。大腸や膀胱などに発生する

憩室炎　diverticulitis：大腸壁に沿って存在する憩室の炎症

経鼻胃管　nasogastric（NG）tube：鼻から胃に挿入するチューブ

経鼻胃の　nasogastric（NG）：鼻から胃への通過に関連すること

経鼻空腸管　nasojejunal（NJ）tube：鼻から空腸に挿入するチューブ

経鼻空腸の　nasojejunal（NJ）：鼻から空腸への通過に関連すること

経皮的な　percutaneous：皮膚を通過して何かをすること

結石　calculus（複数形は calculi）：腎臓や尿路に存在する石

結腸紐　taenia coli：大腸の筋層で縦走筋線維によってつくられる３つの厚い帯。虫垂の根部から直腸まで広がる

高カルシウム尿症　hypercalciuria：尿中のカルシウム過剰

後腹膜　retroperitoneum（形容詞は retroperitoneal）：後腹膜腔。腹膜と後腹壁からなる空間

後腹膜気腫　pneumoretroperitoneum：後腹膜腔にガスが存在すること

絞扼（腸管の）　strangulation（of the bowel）：腸管が部分的にしめつけられ血流が遮断されること。腸管のヘルニアの潜在的な合併症

呼気　expiration：息を吐くこと

骨化　ossification：骨形成の過程

骨硬化　sclerosis（of bone）（形容詞：sclerotic）：骨内の濃度が異常に高くなること

コントラスト　contrast：画像の明暗を示す領域の程度が組織間で異なること。各組織のＸ線吸収値の差で明暗が異なる

催奇性　teratogenesis：先天異常，つまり胎生期の発達異常を起こすこと

サンゴ状結石　staghorn calculus：腎盂に存在する大きな結石。腎盂や腎杯の形に広がる石灰化のため，サンゴに類似する

子宮筋腫　uterine fibroid：子宮筋層にできる平滑筋の良性腫瘍

止血薬　haemostatic：血管からの出血を止めるために使われる薬物

シスチン尿症　cystinuria：常染色体劣性遺伝性疾患であり，腎臓，尿管，膀胱にシスチン結石を形成するという特徴をもつ

下の　inferior：場所や位置がより低いこと。**上の**の反対語

実質　parenchyma：体の臓器で機能している部分。対して，間質は臓器の骨格となる部分であり，結合組織と呼ばれることもある

十二指腸　duodenum：小腸の最初の領域。胃と空腸の間の腸管

術後の post-operative：手術が終わった後の状態

腫瘤 tumour：組織の異常な腫脹や塊

静脈石 phlebolith：小さくて丸い石灰化であり，通常，骨盤腔内の静脈内に存在する

白い領域 opacity（複数形は opacities）：単純Ｘ線写真で明るい，白い，もしくは透明でない領域。**放射線不透過性**のも参照

腎盂形成術 pyeloplasty：腎盂の外科的再建術。閉塞を治療する

神経原性の neurogenic：神経や神経組織に由来すること

腎腎盂切石術 nephropyelolithotomy：腹腔鏡下で腎盂の結石を除去すること

腎錐体 medullary pyramids：**髄質（腎臓の）**を参照

腎臓の renal：腎臓に関連すること

靱帯骨棘 syndesmophyte：靱帯付着部の骨の成長。強直性脊椎炎では椎体間に認められる

髄質（腎臓の） medulla（of the kidney）：おもに集合管から成立し，腎錐体と呼ばれる一群の構造に組織される，腎臓内の一部

石灰化 calcification：カルシウムが軟部組織内に蓄積していくこと

腺 gland：分泌ホルモンなどの物質を合成するために特殊化された細胞の集合体

前後 anterior-posterior（AP）：Ｘ線管球が患者の前にあり，Ｘ線が前から後ろに向かって通過すること

穿孔 perforation：体の臓器や構造物の壁や粘膜に生じる穴または破壊

センチネルループ徴候 sentinel loop：腹部単純Ｘ線写真上の小腸の局所的な拡張像。イレウスが原因であり，腹部内に膵炎などの炎症が近くにあることを意味する

先天的な congenital：生下時よりみられ存在すること

蠕動 peristalsis：同調した平滑筋が波状に収縮し，消化管を通じて食物を動かす運動

造影剤 contrast medium/agent：放射線不透過の物質（例：バリウム化合物やヨウ素化合物）。体内構造物の描出をよくするために用いる

側臥位（デクビタス） lateral decubitus：片側を下にして寝ている体位〔例：左側臥位（デクビタス）：左側を下にして寝ている体位〕

鼠径靱帯 inguinal ligament：線維性の帯であり，腸骨の前上腸骨棘から恥骨の恥骨結節に向かって走行する

鼠径の inguinal：鼠径部に関連すること

組織 tissue：特定の役割を果たす類似した細胞の集合体

体外衝撃波結石破砕療法 extracorporeal shock wave lithotripsy（ESWL）：高エネルギーの超音波を用いる腎結石の非侵襲性治療

胎児 fetus：受胎後8週以上経過したまだ生まれていないヒト

大腿の femoral：大腿もしくは大腿骨に関連すること

大腸 colon：盲腸から直腸までの腸管

大腸炎 colitis：大腸の炎症

蛇行した tortuous：ねじれたり曲がったりするさま

胆管炎 cholangitis：胆管の炎症

胆石 gallstone：コレステロール，胆汁，石灰塩が集まって胆囊や胆管でつくられる，小さくて硬い病的な凝固物質

胆道 biliary：胆汁や胆管に関連すること

胆道気腫 pneumobilia：胆道内にガスが存在すること

胆囊炎 cholecystitis：胆囊の炎症

恥骨上部 suprapubic：恥骨結合より上の部位

中毒性巨大結腸症 toxic megacolon：大腸の急性拡張であり，潰瘍性大腸炎の深刻な合併症であり致死的である

超音波 ultrasound：高い周波数の音波を用いて体内構造物を描出する医用画像診断技術

腸間膜 mesentery（of the bowel）：2層の腹膜からなり，内部に血管，リンパ管，神経を含む。腹部の後壁から腸管を分離させる

腸間膜の mesenteric：腸間膜に関連すること

腸重積 intussusception：腸の一部がその他の腸に包まれてしまうこと。しばしば痛みを引き起こし腸閉塞を発生させる

腸内の enteric：腸管に関連すること

貯留 collection：放射線用語として用いられるときは，たいてい局在化している液体や膿瘍の貯留

椎弓根 pedicle：横突起と椎体をつなぐ部分で，おのおのの椎弓を形成する

デクビタス decubitus：**側臥位（デクビタス）**を参照

転移 metastasis：原発腫瘍が最初に発生した部位から離れた場所に癌が進展すること。または原発腫瘍が広がった結果として発生する癌そのもの

転移の metastatic：転移に関連すること

電磁波スペクトル electromagnetic spectrum：電磁放射線の周波数のすべての領域

電磁放射線 electromagnetic radiation：空間を波状に走るエネルギーの形態。波の周波数によって分類される

動脈瘤 aneurysm：動脈が局所的に拡張・拡大した病変

透亮像の lucent：**放射線透過性の**を参照

呑気症 aerophagia：過度に空気を飲み込むこと

内腔 lumen：内部の開かれている空間もしくは管腔。血管や腸管など

内視鏡検査 endoscopy：内視鏡を使った検査。管腔臓器や体腔内の検査に用いる

内視鏡的逆行性胆管膵管造影 endoscopic retrograde cholangio pancreatography（ERCP）：内視鏡と X 線透視を用いて胆道を診断したり，胆石除去や胆道ステント挿入といった手技を行う検査

内側 medial：真ん中である状態。中央に向かって広がること。体の中央・中心により近いこと

肉芽腫性 granulomatous：炎症を起こした肉芽組織の塊からなる

（乳頭）括約筋切開 spihincterotomy：括約筋の切開や分割を行うこと

尿細管性アシドーシス renal tubular acidosis：腎機能低下により尿の酸性化ができない状態。重炭酸イオンの再吸収が障害され，血中重炭酸イオン低下，ナトリウム上昇を生じ，しばしば低カリウム血症を引き起こす

尿路疾患 uropathy：尿路の障害

捻転 volvulus：腸間膜および腸管のねじれであり，閉塞を起こす

粘膜の mucosal：消化器や気道を裏打ちする粘膜や粘膜細胞に関連すること

濃度 density：単位体積における物質量

膿瘍 abscess：炎症を起こした組織によって囲まれる膿の限局性貯留

肺炎 pneumonia：細菌やウイルス感染によって起こる肺の炎症

ハウストラ haustra：大腸の壁にある小さなふくらみ。それらは腹部単純 X 線写真で特徴的な所見を呈する（36 ページ参照）

半横隔膜 hemi-diaphragm：左右の横隔膜の片方をさす。横隔膜は腹部から胸腔を分ける筋肉であり，吸気をつかさどる代表的な筋肉

斑状の mottled：色調の異なる部分が点状もしくは斑状に存在すること

皮質（腎臓の） cortex（of the kidney）：腎臓の外側の部分

脾腫 splenomegaly：脾臓の腫大

泌尿器科の urological：男女の泌尿器および男性生殖器についての医療専門分野に関すること

被曝 exposure：対象となるものが浴びた放射線量。画像をつくるにあたり，検出器に届いた放射線量

病因 aetiology：病気の原因もしくは起源

（病）巣 focus（複数形は foci）：病気が生じる，もしくはそれが局在する主要な中心部

病変 lesion：組織や臓器を侵す異常の多くをさす一般的な用語

腹腔気腫 pneumoperitoneum：腹腔内にガスが存在すること

腹腔内 peritoneal cavity：腸間膜の裏側で腹膜の内部

副甲状腺機能亢進症 hyperparathyroidism：副甲状腺ホルモンが副甲状腺から過剰に産生される状態

腹部大動脈瘤ステントグラフト内挿術 endovascular aneurysm repair（EVAR）：血管内手術で，腹部大動脈瘤に対して用いる。大動脈の内腔にステントは留置され，大動脈瘤内は減圧され，破裂を防ぐ

腹膜炎 peritonitis：腹膜の炎症

腹膜透析 peritoneal dialysis：重症な慢性腎疾患患者が行う血液透析に代わるもの。液体は腹腔内でドレナージされる。この際，濾過器としての役割をもつ腹膜を用いて定期的に血液から不純物を取り去る

浮腫 oedema：体の組織において過剰な液体が貯留して腫れること

吻合 anastomosis：2 つの管腔構造物の結合（例：2 つの腸管ループの結合）

閉鎖孔 obturator foramen：骨盤の坐骨と恥骨の間でつくられる穴

変異 mutation：遺伝子や臓器の染色体の構造

が変化すること

辺縁 periphery：最も外側の境界をさす。物体の表面など

便秘 constipation：硬く乾いた便塊が腸管に存在し，排泄が不完全もしくは困難であること。排泄の頻度は低い

放射線過敏性の radiosensitive：放射線の影響に敏感であること

放射線透過性の radiolucent：X線の透過性がよいこと。透過性のよい構造物は通常の単純X線写真で暗く，やや黒く写る

放射線不透過性の radiopaque：X線通過が妨げられること。通常の単純X線写真で明るく，もしくは白く写る

母指圧痕像 thumbprinting：放射線学的所見であり，腸管内腔に出現する「母指の形をした」異常所見。原因として大腸のハウストラ（結腸膨起）の高度な肥厚によって起こる

前の anterior：何らかの構造物の前面もしくは前方に位置すること

未分化の undifferentiated：病理解剖学的な診断で分化していない群

門 hilum：凹面もしくはくぼみであり，血管，神経，管などが臓器を出入りする部位

門脈 portal vein：脾静脈と上腸間膜静脈が合わさってつくられる短い静脈。脾臓や腸管から肝臓に入る血液を輸送する

有糸分裂の mitotic：細胞分裂に関連すること

癒着 adhesion：手術や外傷などの結果として形成される線維性の帯

立位 erect：直立している体位もしくは姿勢

良性 benign：再発や進行がないこと。悪性病変ではない

両側の bilateral：両側に存在すること

輪状襞 valvulae conniventes：小腸粘膜の襞。腹部単純X線写真で特徴的な所見を呈する（**31ページ参照**）

リンパ節 lymph node：体中にある小さな腺組織。リンパ系の一部であり，免疫系に重要な役割を担う

瘻孔 fistula：臓器と臓器，もしくは臓器と体外の間にできる異常な通路

肋骨横隔膜角 costophrenic angle：胸部単純X線写真上で肋骨と横隔膜でつくられる角度

肋骨の costal：肋骨に関連すること

索引

欧文

3 POLO® リングテスト……19, 71
γ 線……1

A

abdominal aortic aneurysm（AAA）
　……63
AXR 正面像……5

B

Bauhin 弁……35, 38
bladder stone……59
bowel wall inflammation……46

C

caecal volvulus……40
calcified mesenteric lymph node
　……68
calculus……56
Chinese dragon 様……70, 108
cholelithiasis……53
closed-loop……39
Clostridium difficile……50
coffee bean sign……39
Crohn 病……50
CT……3〜5, 23, 63, 67
CT-KUB……56

D

dense……2
density……2
dilated large bowel……36
dilated small bowel……31
dilated stomach……43
double-wall sign……21
drip……113
drip and suck……113

E

endovascular aneurysm repair
　（EVAR）……89
extracorporeal shock wave
　lithotripsy（ESWL）……113

F

faecal impaction……52
faecal loading……51
fetus……65
foreign body……92
free air……4

G・H

gallstone ileus……35

hernia……44

I

iatrogenic……77
inferior vena cava（IVC）フィルター
　……90
intestinal volvulus……39
intrauterine device（IUD）……91
Ionising Radiation（Medical Exposure）
　Regulations（IRMER）……3

K・L

Kerckring 皺襞……31, 33, 36, 38

limey bile……55
lucent bone lesion……72

M

medical object……77
milk of calcium bile……55

N・O

nephrocalcinosis……60
NG チューブ……81, 108
NJ チューブ……81

Oddi 括約筋切除……29

P

pancreatic calcification……61
pelvic fracture……71
percutaneous endoscopic
　gastrostomy（PEG）……85
peritoneal dialysis……84
phlebolith……67
picture archiving and communi-
　cation system（PACS）……3
pneumobilia……29
pneumoperitoneum……21
pneumoretroperitoneum……27
porcelain gallbladder……55
portal venous gas……30
prostate calcification……69

R

radiologically inserted gastrostomy
　（RIG）……85
renal stone……56
Riedel 葉……75
Rigler 徴候……16, 21, 24, 108
Rigler の三徴……22, 35

S

S 状結腸……12, 17
S 状結腸捻転……39, 41, 82, 107
sclerotic bone lesion……72
solid organ enlargement……75
spine pathology……73
suck……113
surgical object……77

T

thumbprinting……46
toxic megacolon……50

U

urolithiasis……56

uterine fibroid……69
UV……1

V

vein stone……67
volvulus……39, 40

X

X線……1
X線透視下胃瘻造設術……85

索引 121

和文

あ

アーチファクト……92, 96
アライメント……19, 73
アルコール乱用……106

い

胃……12
　　—の拡張……43, 112
　　—の絞扼バンド……84
胃運動機能不全……43
イオン化……1
異物……4, 15, 59, 92
　　直腸—……94
　　—の誤飲……93
胃泡……43
違法薬物……97
　　ボディパッカー……20, 97
医療用デバイス……15, 20, 101
衣類，アーチファクト……96
イレウス……31
　　胆石—……29, 35
　　麻痺性—……33
イレオストミー……86

う

右鼠径靱帯……44
右閉鎖孔……71
ウロストミー……86

え

壊死性腸炎……30
鉛管状……17, 46, 48, 49, 109
炎症性腸疾患……109
　　慢性—……46

お

横隔膜……6
横行結腸……12

か

ガーゼ……92
外傷……21
回腸ストーマ造設……86
海綿腎……60
潰瘍性大腸炎……50
拡張
　　胃の—……43, 112
　　小腸の—……31, 108
　　大腸の—……36, 112
下行結腸……12
ガス……16, 21
　　後腹膜腔内—……16, 27
　　胆道内—……16, 29, 30, 35
　　腸管—……21, 82
　　腹腔内—……5, 16, 21, 23, 108
　　門脈—……15, 30
画像保管・電送システム……3
下大静脈フィルター……90
ガラス……92
カルシウム沈着……53
肝鎌状間膜……16, 23, 26
肝腫大……75
肝臓……9
乾電池……92
肝弯曲部……12

き

機械的閉塞……31
気腹 → 腹腔気腫
偽ポリープ……50
偽膜性腸炎……50
強直性脊椎炎……74
胸部単純X線写真立位像……5
棘間靱帯……74
棘上靱帯……74
虚血性大腸炎……46

く

空気……16, 21
クリップ……20, 77, 78

け

憩室炎……30
経鼻胃管……20, 81
経鼻空腸管……20, 81
経皮的腎盂切石術……113
経皮的内視鏡下胃瘻造設術……85
外科用
　　—ガーゼ……92
　　—クリップ……20, 77, 78
　　—ステープラー……20, 77, 78
　　—ドレーン……20, 83
結核感染……62
結石
　　サンゴ状—……18, 56
　　腎—……15, 18, 56, 58, 68, 111, 113
　　胆囊—……4, 18, 53, 106, 108
　　尿管—……56, 58, 111
　　尿路—……4, 15
　　ビリルビン—……53
　　膀胱—……18, 59
結腸狭窄……109
結腸ストーマ造設……86
結腸内ガス……16
検出器……2, 5, 6

こ

誤飲……93
高カルシウム尿症……113
抗凝固療法……90
後腹膜気腫……27
後腹膜腔内ガス……16, 27
肛門……110
コーヒー豆徴候……39, 41
骨硬化性病変……72
骨硬化像……19
骨折……15, 19
　　骨盤—……71
骨透過性病変……72
骨透過像……19
骨盤CT……4
骨盤骨折……71
骨盤内膿瘍……30
骨盤輪……71

コロストミー……86
コンソリデーション……99
コンマ状……40, 42

さ

臍静脈……23
坐骨……11
左閉鎖孔……71
サンゴ状結石……18, 56

し

紫外線……1
子宮筋腫……18, 69, 110
子宮内避妊リング……20, 91
磁器様胆嚢……55
磁石……92
シスチン尿症……113
実質臓器，腫大……75
十二指腸……27, 43, 88
　　─の穿孔……106
十二指腸ステント……88
宿便……17, 36, 52, 110
消化管憩室……21
消化管穿孔……4, 5, 27
消化性潰瘍……21
上行結腸……12
小腸……17
　　─の拡張……31, 108
小腸穿孔……109
小腸閉塞……35
上部消化管出血……4
静脈石……15, 18, 67
腎盂……83
腎結石……15, 18, 56, 58, 68, 111,
　　113
人工肛門……86
腎髄質……60
腎石灰化症……18, 60
腎臓……10
腎尿細管性アシドーシス……60
腎瘻カテーテル……83

す

膵炎……61, 106
膵石灰化症……61, 106
膵臓……9
ステープラー……20, 77, 78

ステント……87
　　十二指腸─……88
　　大腸─……88
　　ダブルJ尿管─……87, 111
　　胆管─……29
　　動脈─……89
ストーマ……86
ストーマパウチ……20, 86

せ

正常解剖，腹部単純X線写真……8
脊椎……7
　　─の障害……73
石灰化……18
石灰乳胆汁……55
仙骨……10
全大腸炎型……47
センチネルループ徴候……33
蠕動不良……31
前立腺……18, 69

そ

鼠径靭帯……11, 44
鼠径ヘルニア……17, 44, 107

た

体外衝撃波結石破砕療法……113
胎児……15, 65, 109
代謝性疾患……60
胎生期……65
大腿ヘルニア……17, 44
大腸……17
　　鉛管状……46
　　─の拡張……36, 112
大腸炎……46
大腸憩室……112
大腸ステント……88
大腸閉塞……112
大動脈瘤……108
大動脈瘤破裂……108
ダブルJ尿管ステント……87, 111
胆管ステント……29
タングステン……1, 2
胆石……35
胆石イレウス……29, 35
胆石症……53
胆道……29

胆道気腫……29
胆道ドレナージチューブ……29
胆道内ガス……16, 29, 30, 35
胆嚢……10
胆嚢炎……4, 35
胆嚢癌……55
胆嚢結石……4, 18, 53, 106, 108

ち

竹様脊柱……19, 74
恥骨……11
恥骨結合……6
恥骨上カテーテル……80
虫垂炎……30
虫垂憩室……21
中毒性巨大結腸症……4, 50
チューブ
　　NG─……81, 108
　　NJ─……81
　　胆道ドレナージ─……29
　　腸管ガス─……82
　　フラタス─……82
超音波検査……4
　　腹部─……109, 111
腸管……29
腸管壊死……107
腸管ガス……21, 82
腸管虚血……39, 109
腸管穿孔……107, 108
腸管壁，炎症……46
腸間膜脂肪……21
腸間膜リンパ節……15, 18, 68
腸骨……11
腸捻転……15, 36, 39
腸閉塞……4, 43, 112
腸腰筋……10
直腸……10
直腸異物……94
直腸癌……36

つ

椎弓根……19, 74
椎体高……73

て

デクビタス像……5, 26
デジタルX線写真記憶装置……3

索引 123

デニス™ コロレクタルチューブ
……107
電離……1
　　　—放射線……1

と

動脈ステント……89
ドレーン……20, 83
呑気症……43

な・に

内視鏡検査……4

尿管……10
尿管結石……56, 58, 111
尿道カテーテル……20, 80, 107
尿路……56
尿路感染……59, 113
尿路結石……4, 15
尿路ストーマ造設……86
妊娠……4, 65

ね

捻転
　　S 状結腸—……39, 41, 82, 107
　　腸—……15, 36, 39
　　盲腸—……17, 42

の

濃度……2
膿瘍……4

は

敗血症……30
肺塞栓……90
ハウストラ……36, 38, 40, 47, 49, 107
曝射……6
　　—量……7
バッテリー……92
馬蹄腎……113

ひ

ピアス……20, 96
脾腫……75, 111
非侵襲的換気療法……112
脾臓……9
脾動脈……18, 70
　　Chinese dragon 様……70, 108
避妊用クリップ……77
肥満……7
ビリルビン結石……53
脾弯曲部……12

ふ

腹腔……15
腹腔気腫……21
腹腔内ガス……5, 16, 21, 23, 108
副甲状腺機能亢進症……60, 113
副腎……10, 62
副腎出血……62
腹部 CT……4
腹部大動脈……70
腹部大動脈瘤……18, 63, 89
腹部大動脈瘤ステントグラフト内挿
　　術……89
腹部単純 X 線写真
　　左側臥位像……5
　　正面像……5
　　立位像……5
腹部超音波検査……109, 111
腹膜炎……107
腹膜透析用カテーテル……84
フラタスチューブ……82
吻合部……79

へ

閉鎖孔……11, 71
閉塞
　　機械的—……31
　　小腸—……35
　　大腸—……112
　　腸—……4, 43, 112
ペッサリー……20, 91
ヘルニア……15, 44
　　鼠径—……17, 44, 107

ほ

大腿—……17, 44
便塊……14, 46, 110
　　—の貯留……51
便失禁……110
便秘……4, 51, 107
　　慢性—……107

ほ

膀胱……10
膀胱結石……18, 59
母指圧痕像……17, 46, 48
ボディパッカー……20, 97

ま

麻痺性イレウス……33
慢性胃運動機能不全……43
慢性炎症性腸疾患……46
慢性膵炎……61, 106

み・も

密度……2

盲腸……12
盲腸捻転……17, 42
門脈ガス……15, 30

ゆ・よ

遊離ガス……4, 108

腰椎……10
　　—の変性……108

ら・り

卵巣嚢腫……75

輪状襞……31

ろ

瘻孔……35
肋軟骨……18, 66
肋骨横隔膜角……11

腹部単純 X 線写真の見かたABCDE
2 枚並べてわかる読影の基本   定価：本体 4,200 円＋税

2019 年 9 月 25 日発行　第 1 版第 1 刷ⓒ

著　者　　クリストファー G.D. クラーク
　　　　　アンソニー E.W. デュックス

訳　者　　小橋　由紋子

発行者　　株式会社　メディカル・サイエンス・インターナショナル

　　　　　代表取締役　金子　浩平

　　　　　東京都文京区本郷 1-28-36

　　　　　郵便番号 113-0033　　電話 (03) 5804-6050

　　　　　印刷：三報社印刷／ブックデザイン：加藤愛子（オフィスキントン）

ISBN 978-4-8157-0170-3　C 3047

本書の複製権・翻訳権・上映権・譲渡権・貸与権・公衆送信権 (送信可能化権
を含む) は (株) メディカル・サイエンス・インターナショナルが保有します。
本書を無断で複製する行為 (複写，スキャン，デジタルデータ化など) は，「私
的使用のための複製」など著作権法上の限られた例外を除き禁じられていま
す。大学，病院，診療所，企業などにおいて，業務上使用する目的 (診療，研
究活動を含む) で上記の行為を行うことは，その使用範囲が内部的であっても，
私的使用には該当せず，違法です。また私的使用に該当する場合であっても，
代行業者等の第三者に依頼して上記の行為を行うことは違法となります。

JCOPY 〈出版者著作権管理機構　委託出版物〉
本書の無断複製は著作権法上での例外を除き禁じられています。
複製される場合は，そのつど事前に，出版者著作権管理機構
(電話 03-5244-5088，FAX03-5244-5089，info@jcopy.or.jp) の
許諾を得てください。